零起点看图学操作系列丛书

零起点看图学手部按摩

主　编　刁凤声

编　者（按姓氏笔画排序）

王　玥　吕　岩　朱　峰　刘　欣　孙　钢
李　晶　李常颖　吴亚楠　谷春梅　张　彤
贾　悉

中国协和医科大学出版社

北　京

图书在版编目（CIP）数据

零起点看图学手部按摩 / 刁凤声主编. --北京 : 中国协和医科大学出版社，2025. 7. --（零起点看图学操作）. -- ISBN 978-7-5679-2718-6

Ⅰ. R244. 1-64

中国国家版本馆 CIP 数据核字第 2025F6S033 号

主　　编　刁凤声
策划编辑　吴桂梅
责任编辑　胡安霞
封面设计　胡　芳
责任校对　张　麓
责任印制　黄艳霞
出版发行　**中国协和医科大学出版社**
（北京市东城区东单三条 9 号　邮编 100730　电话 010-65260431）
网　　址　www. pumcp. com
印　　刷　三河市龙大印装有限公司
开　　本　710mm×1000mm　1/16
印　　张　12. 25
字　　数　160 千字
版　　次　2025 年 7 月第 1 版
印　　次　2025 年 7 月第 1 次印刷
定　　价　68. 00 元

前言

手是人体的重要劳动器官，手部神经和血管的分布极为丰富。长期的临床试验证明，对手部进行有效的推拿按摩可以达到调理机体气血，保持身体阴阳平稳以及强身健体祛除邪之效果。手部按摩是指操作者运用一定的推拿按摩手法，或借助于适宜的推拿按摩工具，作用于手部的病理反射区或经穴、奇穴等部位，施以特定的、有效的按摩刺激以疏通局部气血、调整脏腑虚实、调和气血，起到扶正祛邪、疏通经络等作用，从而达到治病防病养生健体目的的一种治疗方法。这种按摩疗法虽然不像西医中使用抗生素一样有快速的效果，但它的优势在于完全没有副作用，效果具有持续性，而且长期坚持能帮助提高人体免疫力和身体的自然修复能力，保持人体健康。更关键的是，手部按摩疗法有益无害，不会给身体造成负担，不管是对儿童还是老人，都可以放心进行治疗。

但是，手部按摩都有哪些手法？具体如何操作？为解决这些困惑，我们编写了这本《零起点看图学手部按摩》。本书将手部按摩以“用图说话”的方式，通过大量的图片配以文字说明逐步介绍操作方法，从实用的角度出发，内容通俗易懂，科学实用，方法简便易行，操作性非常强，读者只要按照书中的方法和操作步骤，就能进行实践，做到“从零开始，看图轻松学，一看就会，会了就能用”。

本书首先从认识手部按摩开始介绍，重点讲述手部按摩的常用穴位、按摩手法以及呼吸系统、神经系统、消化系统、心血管系统、泌尿生殖系统、运动系统、内分泌及代谢系统疾病的手部按摩疗法，以及五官、皮肤、妇科、儿科及其他疾病的手部按摩疗法。书中内容简单，即使是初学者也能掌握。

本书是一本面向广大普通群众的医疗保健读物，适合于所有按摩爱好者，也可供基层医务人员阅读参考。

由于编者的学识和经验所限，虽尽心尽力，但仍难免存在疏漏或未尽之处，恳请广大读者批评指正。

编　者

2017 年 1 月

目 录

第一章　认识手部按摩

第一节　手部按摩的概念与特点

一、手部按摩的概念

1. 与各器官对应的反射区域

我们的手部和足部都密集分布着与消化、呼吸、生殖器官，心脏、头部、肩部、腰部等部位对应的“反射区域”。

说到“反射区域”，很多人立即就会联想到足部的反射区域，事实上手部和足部一样都是“身体的微缩图”，手部的反射区域与足部的反射区域一样有效。

手部按摩疗法的理论依据源自“人体的各个部位在左右手上均有与之相对的区域，身体某部位出现的问题或不适也都会在手掌上相应的区域出现征兆”这一说法，并通过按、揉、戳等手法刺激手部的对应区域，不仅可以预防、缓解身体某部位出现问题的作用，甚至能起到改善相关病症，让身体恢复健康的治疗效果。

此外，如果刺激手的某区域时产生了“痛”与“酸麻”的感觉，那就要注意了，因为这有可能是身体相对应部位的脏器或肌肉出现问题的信号，注意这点将可对病症的早发现、早治疗起到一定的作用。

2. 使气血运行畅通，改善身体状态

手部按摩疗法与在印度及中国流传甚广的“经络”一说实际上是同根同源的。经络是运行气血和联系脏腑、体表及全身各部的通道。虽然有的学说认为全身共有 12 条经络，但笔者从中医与西医相结合的手部按摩疗法原理出发，认为每根手指均有对应经络贯通，左右手各 5 条，共计 10 条经络。整合这些经络，使气血运行更畅通，刺激手掌各个区域的按摩方法是十分有效的。

区域按摩疗法的优点在于它没有一般药物疗法的不良反应，不管是谁都能轻松学会并且不用花费金钱。长期坚持刺激手部区域可以改善身体状态，消除病症，打造出不易患上疾病的强健体质。

希望通过科学的手部按摩，能使我们保持精神和身体的健康。

二、手部按摩的特点

1. 效果显著

手部按摩疗法是一种操作简单但疗效显著的保健与治疗方法。手部按摩疗法利用一定操作手法对机体进行机械刺激，从而达到预防和治疗疾病的目的，具有疏通经络、调和气血、平衡阴阳的作用，能改善脏腑的生理功能，提高机体的免疫力。

研究表明，手部按摩疗法能有效扩张毛细血管，继而促进全身血液循环，改善机体新陈代谢，使萎缩的肌肉组织得到新生、损伤的脏腑器官得到修复。因此，手部按摩疗法具有效果显著的特点。

2. 无副作用

手部按摩疗法是利用机械原理带动化学变化的过程，因此只要方法得当，不会产生任何副作用。手部按摩能改善机体的新陈代谢，同时引起血液成分的变化。手部按摩手法正确，不仅不会给机体带来任何不良反应，还能有效提高机体免疫力，增强机体抵御外邪的能力。

3. 便捷、实用

手部按摩疗法不需要复杂工具，也不需服用药物，而且不受时间、地点的限制，只需自己用手指在手上的特定部位一压一松便可。当然，这种点压必须有规律、有节奏才行，也就是必须遵循手部按摩的方法。不然，起不到良好的效果。所以，只要掌握了一定的方法、手法，就可以为自己或别人解除痛苦。

4. 早诊断、早治疗

人体经络之间互相连通、互有联系，故通过作用于某些特殊的部位，就能达到疏通全身经络、调节机体阴阳的目的。《灵枢》中记载：“夫十二经脉者，内属于脏腑，外络于肢节。”此外，人的双手也分布有很多穴位，且这些穴位是许多经络的起点，如属于心包经井穴的中冲穴就位于中指指端。可见作用于手部穴位可以起到舒筋活络的按摩效果。

双手除了分布许多穴位外，还有与机体各个脏腑器官相对应的部位，通过这些部位的疼痛与否，就能判别脏腑组织的生理功能正常与否。比如，如果一个人的手掌颜色不均，青一块、紫一块，就说明循环系统可能出现了一些障碍；如果按压一个人的手背胸腹区时出现难以忍受的疼痛，则提示这个人的肠胃可能发生了病变。所以，手部按摩疗法能及早发现机体的疾病，从而达到早预防、早诊断、早治疗的目的。

5. 易推广、普及

手部按摩疗法操作方法简单易学，不仅不会引起不良反应，而且非常适合广大人民群众学习，以起到强身健体的作用。而且手部按摩疗法有及早预防、诊断疾病的特点，能在未病之前就将致病因素除去。同时，对于某些疾病，手部按摩疗法还能快速、有效地缓解症状。综上，手部按摩疗法是一种应当推广、普及的“绿色治疗方法”。

第二节　手部按摩的功效

手部按摩对人体各脏腑器官的保健、治疗作用，主要体现在驱邪与扶正两大方面。具体可归纳为汗、泻、和、补、温、清、消、通八法。

1. 汗

汗即发汗、发散，《黄帝内经》载“其在皮者，汗而发之”，手穴（区）按摩能够开泄腠理，使外感六淫之邪随汗而解，起到散寒解表的作用。

2. 泻

泻即排泄，《黄帝内经》载“中满者泻之于内”，手穴（区）按摩能够加强肠道蠕动，使停留于肠胃的宿食、水饮、痰结、瘀血等排出体外，净化人体内环境，解除疾病。

3. 和

和为调和、和解，当人体因气血不和、经络不畅、阴阳失调引发不适或病症，且不宜以发散、泻下等方式调理，对某些手穴（区）进行按摩，可调和脏腑，使之功能相互协调，达到消除病邪的目的。

4. 补

补即补益，《黄帝内经》载“虚则补之”“损者益之”，对于气血亏虚、脏腑功能不足者，采用补法按摩可扶正祛邪，消除虚弱症状。

5. 温

温即温热，《黄帝内经》载“寒者温之”，对于虚寒证、阴寒证通过按摩能够激发阳气，起到温经通脉、温里止痛的作用。

6. 清

清即清火，自古就有“热者寒之”的说法。某些手穴（区）有清热解毒的作用，按摩后有清内热、除烦躁、平肝火、祛心火的作用。

7. 消

消即消散，《黄帝内经》载“坚者消之”“结者散之”，通过手穴（区）按摩可以将体内已经形成的气血、痰湿之瘀渐消缓散，起到消食化滞、消肿散结等作用。

8. 通

通即疏通，当人体经络、血管发生“堵塞”时，手穴按摩能调畅气血，使人体各部位充分放松。

手部按摩这八种方法并非孤立的，有些方法可以互相包含，而有些方法则能互补，使用时通常需要使用两种以上方法，才能达到治病保健作用。

第三节　手部按摩的要求

1. 按摩常用部位

手部按摩时，按摩操作者用得最多的部位是拇指和示指（图1-1）。

手部按摩时常用的部位有拇指前甲角、拇指尖端、拇指指腹、拇指桡侧偏峰、示指尖端。

（1）拇指指腹：拇指指腹分前、中、后三部分。如在推摩第二掌骨虎口侧时开始用前中部，最后用后部指腹。前中部偏柔和，后部则柔中加压。

（2）拇指尖端：是能加力的部位，有时连指甲也需用上。

（3）拇指前甲角：能伸入骨缝，按摩到深层肌肉中的骨膜。

（4）拇指桡侧偏峰（拇指偏峰）：多用于手背较窄的骨缝和其他需深入的部位。

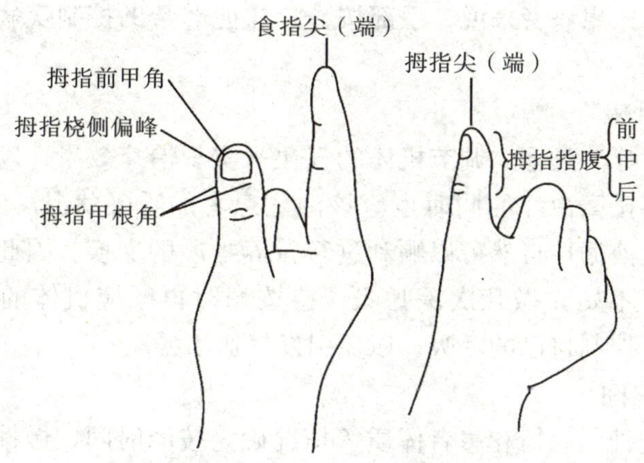

图 1-1 手部按摩时常用部位

（5）示指尖端：力度偏外，但能深入，尤其是叩点一、五掌骨时更不能少。

2. 手部按摩技术

手部按摩疗法除了掌握一定的手法，还需要领悟一些手法的技巧。为什么同样的患者、同样的治疗手法，有的人的治疗效果非常好，有的人却一点作用也没有呢？这就是施治者的技术问题了。《医宗金鉴》中就有记载："法之所施，使患者不知其苦，方称为手法也。"手部按摩疗法要求施治者必须做到：用力均匀、持久、有力、柔和、深入、透彻等。也就是说，手部按摩疗法要求施治者的手法一定要均匀和缓，不能一会儿快，一会儿慢；用力要均衡，也不能开始的时候力气很大，一会儿却没有力气了。此外，施治者还需要坚持一定的时间，以便达到治疗的效果。总之，想要达到手部按摩疗法的保健作用与治疗效果，必须掌握手部按摩疗法的手法及其技巧。

3. 按摩人群

除了一些禁忌人群外，手部按摩疗法适用于大部分人，包括健康者、亚健康者以及患病者。健康者采用手部按摩法可以有效增强机体的免疫力和抵抗力，从而避免外邪入侵，减少病患的发生。亚健康者利用手部按摩疗法，可以改善亚健康状态，使机体恢复到一个健康的水平，消除罹患疾病的风险。对于患病者来说，手部按摩疗法能够帮助控制疾病的进展、解除患者的痛苦。

4. 注意呼吸

手部按摩疗法是通过调节机体的气血来实现治疗效果，以治愈疾病的方法。故手部按摩治疗的同时也应该注意患者的呼吸状况。气为血之帅，呼吸畅通，血液循环自然可以顺利进行营养物质的交换。因此，大家在进行按摩之前，不妨先做几次深呼吸，待按摩时再顺应机体的反应自然呼吸，不必刻意控制自己的呼吸，以免引发气血不畅。

5. 按摩时间

要根据病种、病情和患者体质等情况确定按摩时间，慢性病、顽固性疾病，按摩时间宜长些；急性病、病因明确单纯，按摩时间可短些。

一般来说，每个穴位或病理反射区按摩 2~3 分钟或 3~5 分钟就可以了。严重的心脏病患者，在心脏反射区按摩 1 分钟即可，加上其他穴位或反射区，不超过 10 分钟。对于患有严重的糖尿病、肾脏疾病的患者，总的按摩时间也不要超过 10 分钟。对脊椎的每个反射区只需按摩 2~3 分钟就足够了。按摩肝脏反射区时，必须注意在患者肾脏功能良好的情况下，才可以按摩 5 分钟或更长时间，否则将不利于体内有毒物质的排泄。

每天按摩 1~2 次均可。若能长期坚持每天按摩一次，效果就更好了。如每天按摩一次，按摩的时间定在上午、下午或晚上均可，但每天坚持同一时间为好；如每天按摩 2 次，以上午、晚上睡觉前各 1 次为宜，饱餐后和空腹不宜按摩。每次按摩 30~45 分钟为宜。一般病症，10 次为 1 个疗程。经过按摩使疾病基本痊愈后，应坚持再按摩一段时间，以巩固疗效，增强体质，减少复发。

6. 按摩的力度

对多数穴位和病理反射区来说，刺激适当强一点，痛感重一点，效果就好一些（不痛不会有效果）。特别是骨骼、关节、肌肉、韧带等部位的病痛，必须用较强的力量按摩，才能取得较满意的效果。但也不要用力过重，以免损伤骨膜。

对年老体弱、关节较硬或肌肤娇嫩的患者，都不宜用力过重。严重心脏病患者的心脏反射区、肝病患者的肝反射区及淋巴和坐骨神经反射区，在按摩时用力均不宜过重，只要有明显的痛感就行了。

少数患者对痛觉特别敏感，耐受能力较差。给这些患者按摩时，如发现患者脸色发白，说明压力已超过其耐受能力，应立即减轻力量，或暂停按摩。待患者休息片刻，恢复正常后，再进行治疗。

手部按摩时，用力要先轻后重，逐渐增加力量，一直增加到被按摩者能接受的最大限度为止。

为他人按摩时，身体要放松，要善使巧劲，并不时变换手法和力度，以免引起自身疲劳。自我按摩对于年老、关节僵硬者可能有许多难处，如不能弯腰、屈腿，而且全身还不能充分放松，影响血液循环，因而治疗效果就大大下降。当然如能持之以恒，也不失为一种自我锻炼的好方法，长期下去，自然受益无穷。但需注意循序渐进，关节功能会慢慢改善，按摩的技巧和力度也会逐步提高。按摩中切记自然呼吸，不要屏气！

7. 按摩的方向与顺序

双手的总体按摩方向可以顺逆经络气血运行的方向为依据，根据疾病的性质，采取顺经络气血运行的按摩方向为补；逆经络气血运行的按摩方向为泻，以补虚泻实。或依据向心按摩为补，离心按摩为泻。这就是说按摩方向要根据疾病的性质和不同的取穴体系来决定。按摩方向不是一成不变的，要根据病情灵活地掌握和运用。

按摩时男先左手，后右手；女则相反，先右手，后左手。如没有足够的时间，只要按摩一只手上的穴位就可以了。在按摩治疗中，应根据病情先按摩主要穴位和部位，再按摩配穴及次要穴位或部位。肾、输尿管、膀胱和肺是人体主要的排泄器官，在选择反射区或反应点按摩时，这几个同名穴位自然成为重点按摩部位。无论治疗，还是保健，一般在按摩的开始和结束时，都要按揉这几个穴位。手部按摩的顺序也不是一成不变的，在治疗中应据具体情况灵活变通。

第四节　手部按摩的工具

手部按摩疗法除了运用自己的双手之外，还可以借助一些简单工具，从而达到疏通经络、理气活血、调和阴阳的目的。工具的选择多种多样，可以随自己所处的环境和条件而改变，如牙签、牙刷、衣夹、健身锤、暖风机等。

1. 牙刷

牙刷也可以进行穴位按摩。牙刷的绒毛具有一定的柔韧度，不会损伤皮肤，可以用其对自己手掌的某些固定区域进行一定的刺激。牙刷柄的一头则可以刺激穴位。但不论采用哪种方法，都不宜用力过大。此外，刷的时候应顺着一个方向进行，千万不能像刷鞋一样来回刷。手掌感到热的时候，可停止刺激，然后再反复进行（图 1-2）。

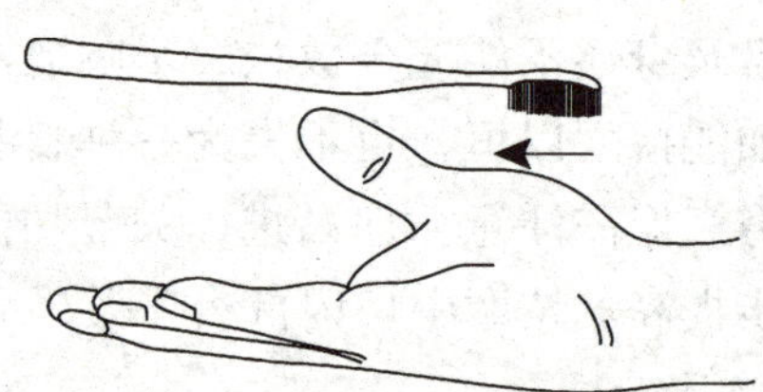

图 1-2 用牙刷刺激穴位示意图

2. 梳子

用梳子进行按摩，可同时刺激多个穴位，可作快速敲打，以促进血液循环，缓解疲劳；也可按住不动，停留 1~2 分钟，持续刺激穴位。

用梳子手柄部尖端，以适度的力点压穴位，用于关节附近穴位，能够增强刺激强度，提高疗效（图 1-3）。

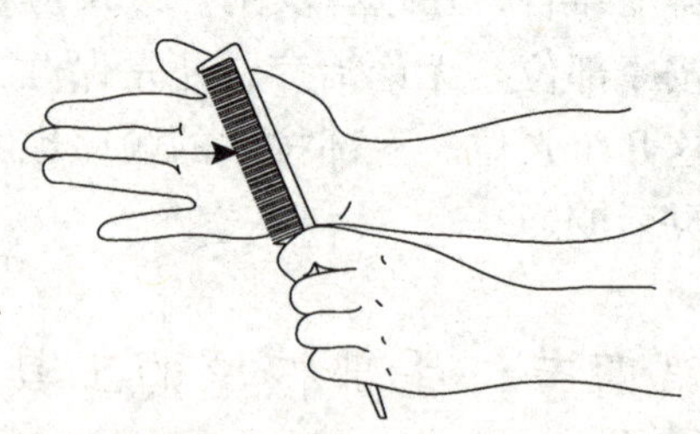

图 1-3 用梳子齿刺激多个穴位示意图

3. 牙签

牙签尖端比较尖锐，如果直接用其刺激手部穴位，会比较疼痛。可单用一支牙签的圆钝端点按穴位，增强其渗透力。也可将 10 根或 10 根以上的牙签绑成一束，对穴位进行按摩，既减少了疼痛，又增强了疗效。

可根据病情选择不同的刺激方法。如对于一些急性疼痛症状，可以选择尖的一端进行刺激，而对于一些慢性疼痛的疾病，可以用钝的一端进行刺激。持续几秒钟，然后松开，反复进行（图 1-4）。

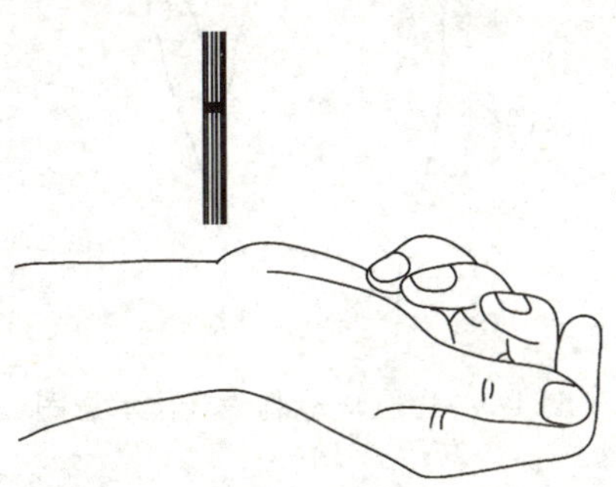

图 1-4　用牙签点按穴位示意图

4. 圆珠笔

伏案工作的人经常会感到手臂酸痛，这时候，可以用手边的圆珠笔放松一下。方法很简单，将圆珠笔塞进自己的手指缝中间，夹住，然后借助另一只手使夹有圆珠笔的这只手的手指尖尽量并拢，感觉疼痛时不要放手，坚持几秒后松开，然后换另一只手进行操作。如此反复进行，就能达到很好的舒筋活络的功效，可以消除疲劳，振奋精神图（1-5）。

5. 夹子

用夹子夹住穴位或疼痛部位，可达到与捏法一样的治疗效果。但应避免在同一部位夹过长时间（图 1-6）。

6. 高尔夫球

高尔夫球也可以成为自我保健的简易工具。方法很简单，将高尔夫球放于自己的手掌内，不停地运动即可。这是因为人的手上分布有很多的穴位，通过高尔夫球在手部的旋转运动，可以刺激手部穴位，起到很好的按摩作用，可舒活经络、调和气血，增强机体的免疫力（图 1-7）。

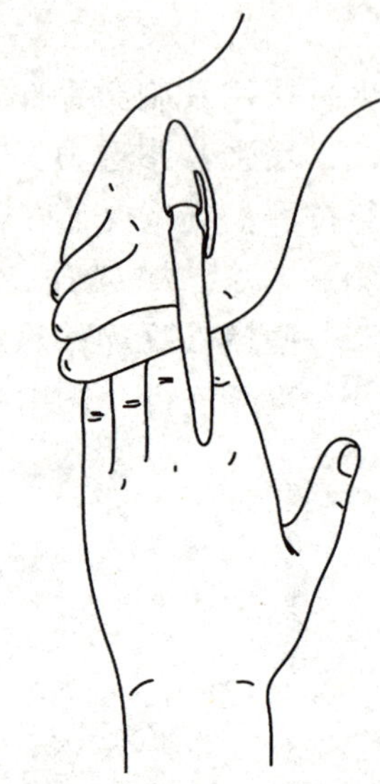

图 1-5 用圆珠笔刺激穴位示意图

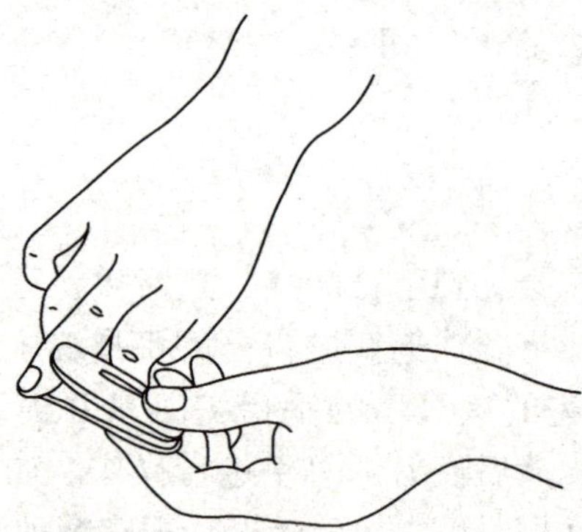

图 1-6 用夹子夹住穴位示意图

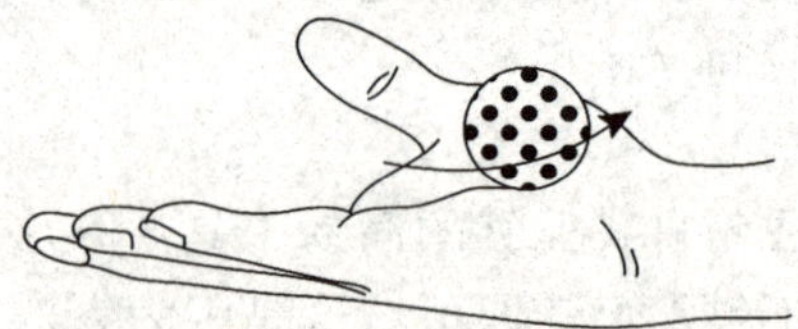

图 1-7 用高尔夫球刺激穴位示意图

7. 电吹风

电吹风吹出的热风可以代替热敷和艾灸的效果。但一定要距离皮肤 15 厘米左右，以免烫伤，可沿经脉走向吹（图 1-8）。

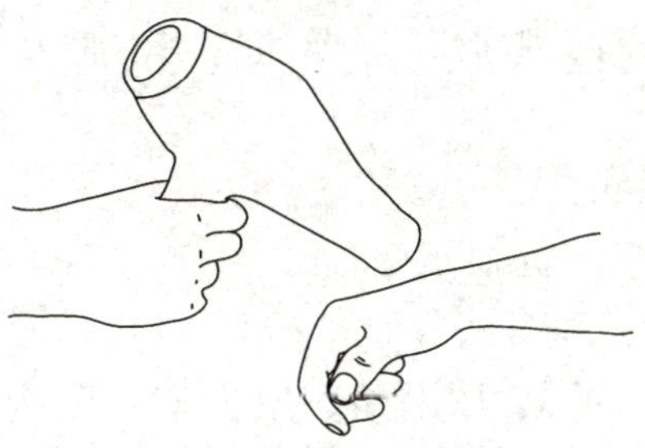

图 1-8　用电吹风吹热穴位示意图

8. 热水袋

与电吹风相比，热水袋安全方便，但是移动性较弱。把热水袋用毛巾包好，放于疼痛部位可缓解疼痛（图 1-9）。

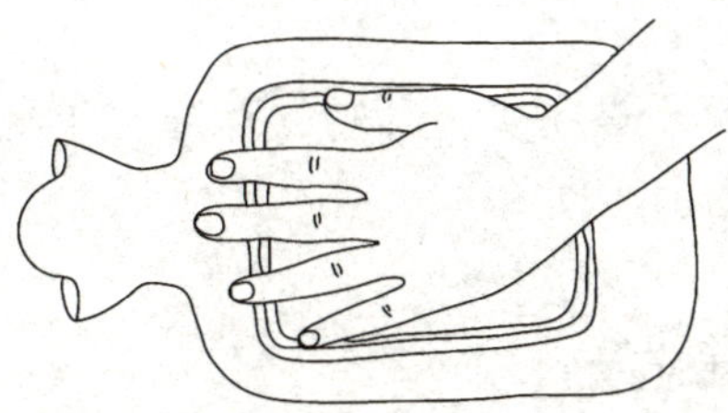

图 1-9　用热水袋热敷穴位示意图

第五节　手部按摩适应证与禁忌事项

一、适应证

1. 呼吸系统疾病

感冒、咳嗽、哮喘、肺炎、支气管炎等。

2. 神经系统疾病

失眠、头痛、神经衰弱、面瘫、三叉神经痛、肋间神经痛、坐骨神经痛等。

3. 消化系统疾病

胃痛、呃逆、腹痛、呕吐、急慢性胃炎、便秘、腹泻、急慢性胆囊炎等。

4. 心血管系统疾病

冠心病、心律失常、高血压等。

5. 泌尿生殖系统疾病

尿路感染、尿路结石、尿潴留、尿失禁、慢性肾炎、前列腺炎、阳痿、遗精等。

6. 运动系统疾病

肩周炎、颈椎病、网球肘、足跟痛、腰肌劳损、急性腰扭伤、腕管综合征、腰椎间盘突出症、膝关节炎等。

7. 代谢与内分泌系统疾病

甲状腺功能亢进症、糖尿病、更年期综合征、痛风、排汗异常、单纯性肥胖症等。

8. 五官疾病

近视、远视、鼻炎、鼻窦炎、耳鸣、耳聋、牙痛、慢性咽炎、口腔溃疡等。

9. 皮肤疾病

痤疮、湿疹、瘙痒症等。

10. 妇科疾病

痛经、月经不调、经期综合征、痛经、闭经、盆腔炎、白带异常、乳腺增生、子宫脱垂、产后宫缩疼痛等。

11. 急症及其他

发热、昏迷、惊厥、落枕、心绞痛、中暑、晕车晕船、胸闷气短、视疲劳、腰背酸痛等。

二、禁忌人群

手部按摩疗法虽然安全可靠，但并不是适用于所有的人，有下列情况的人最好不要采用手部按摩疗法治疗。

1. 孕妇。

2. 各种急性传染病，如流行性感冒、急性细菌性痢疾患者。

3. 各种感染性疾病，如溃烂、脓肿、丹毒、肺结核、骨髓炎、蜂窝织炎、化脓性关节炎、手部皮肤感染等患者。

4. 心、脑血管疾病比较严重者，如心力衰竭、脑卒中等。

5. 有出血倾向的血液病患者，如白血病、过敏性紫癜等。

6. 恶性肿瘤患者。

三、禁忌事项

属于实证的患者，邪气有余，正气不虚，故不宜使用补法。同理，体质虚弱、正气不足的患者禁止使用泻法。

为了不影响胃肠道的消化功能，手部按摩疗法不宜在饭前或饭后施治，最好是在饭后 1 小时以后或饭前半小时之前进行。

手部按摩施治者在操作之前应该将双手充分洗净，同时指甲不宜过长，以免给患者造成不必要的损伤。

第六节　常用取穴法

手部按摩治疗首先应确认穴位，如果穴位辨别不准，那么治疗也就无从谈起。中医临床上经常采用的穴位辨别法主要有：体表解剖标志定位法、骨度折量定位法、指寸定位法以及简便取穴法。其中，体表解剖标志定位法与骨度折量定位法比较专业，这里就不详细叙述了。

下面，简单介绍指寸定位法与简便取穴法。

一、指寸定位法

指寸定位法是以患者本人的手指分寸来量取腧穴的办法，又称为指量法。包括中指同身寸、拇指同身寸、横指同身寸。

1. 中指同身寸法

中指屈曲时，以中指中节内侧两端纹头之间的距离作为 1 寸。本法适用于四肢取穴的直寸及背部取穴的横寸（图 1-10）。

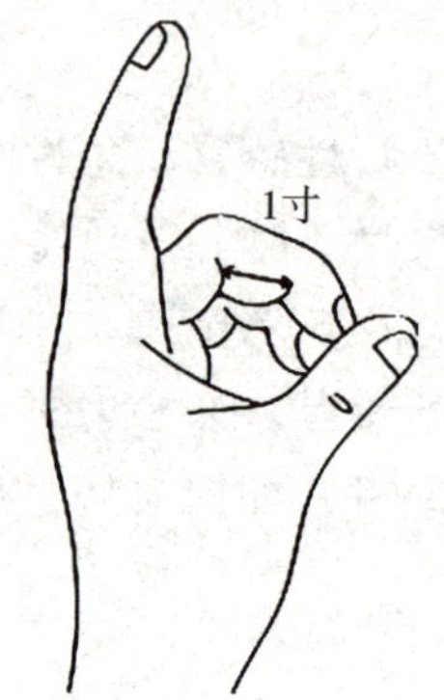

图 1-10　中指同身寸法

2. 拇指同身寸法

拇指伸直时，以拇指指间关节横纹的宽度作为 1 寸。本法适用于四肢部取穴的直寸（图 1-11）。

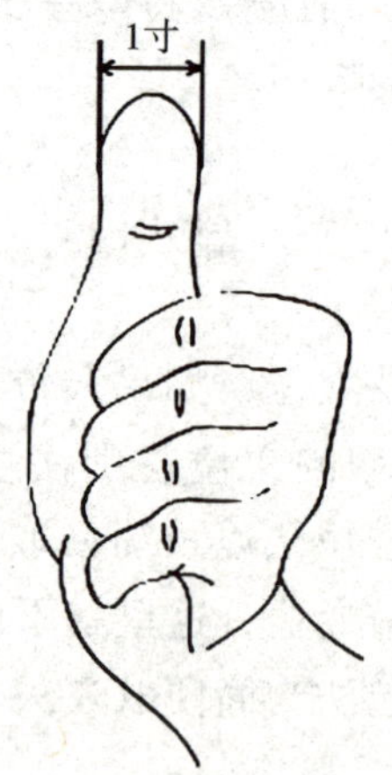

图 1-11　拇指同身寸法

3. 横指同身寸法

又称“一夫法”，将患者的示指、中指、环指和小指并拢，以中指中节横纹处为准，四指的宽度作为 3 寸。本法多用于下肢、下腹部的直寸和背部的横寸（图 1-12）。

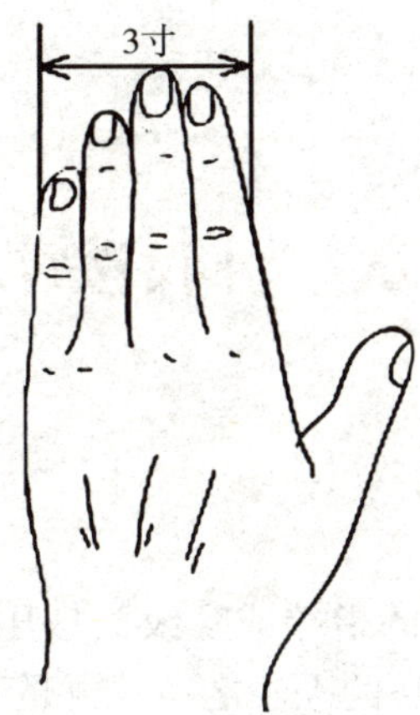

图 1-12 横指同身寸法

二、简便取穴法

简便取穴法是采用一些简单的活动形式作为选穴标志或与其他选穴法相结合的一种方法。如将双手虎口相交，两手互相贴服，则一手的示指尖端所触之处即为另一手的列缺穴（图 1-13）；又如将一手半握拳，中指指尖与掌心第一横纹的交点即为劳宫穴。

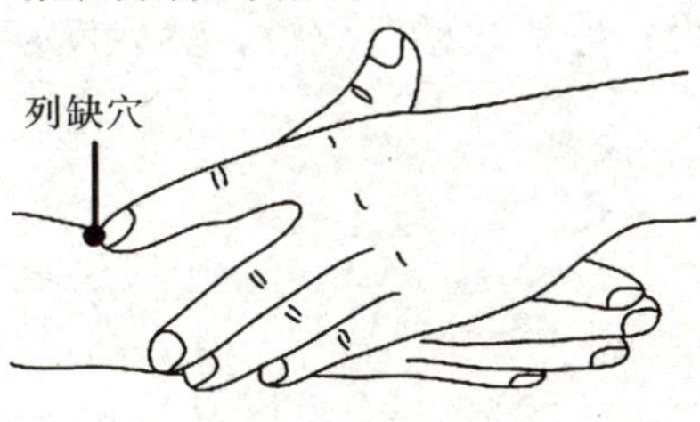

图 1-13 取列缺穴

第二章 自我按摩手法

一、按法

按法是指用拇指或示指的指端或螺纹面按压手部反射区或穴位的手法。该手法是最早应用于按摩疗法的手法之一，也是手部按摩常用的手法之一。

1. 指按法

指按法是指用拇指指面或以指端按压体表的一种手法。当单手指力不足时，可用另一手拇指重叠辅以按压。指按法包括拇指按法和中指按法。

（1）拇指按法：手握成空拳状，将拇指伸直，示指轻轻贴住拇指，然后用拇指的指端或螺纹面着力于手部穴位或病理反射区上，逐渐用力下按，用力要由轻到重，使刺激充分到达肌肉组织的深层，患者有酸、麻、重、胀、走蹿等感觉，持续数秒钟，渐渐放松，如此反复操作（图 2-1）。

（2）中指按法：将中指自然伸直，示指微微弯曲，中指指端或螺纹面垂直施压在穴位上用力，停留数秒后放松，然后反复按压（图 2-2）。

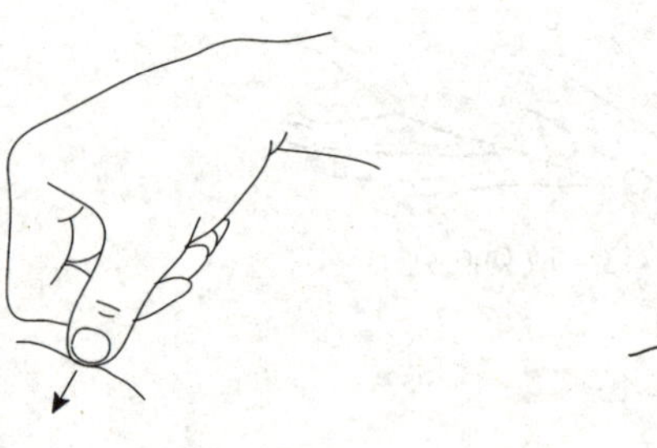

图 2-1 拇指按法

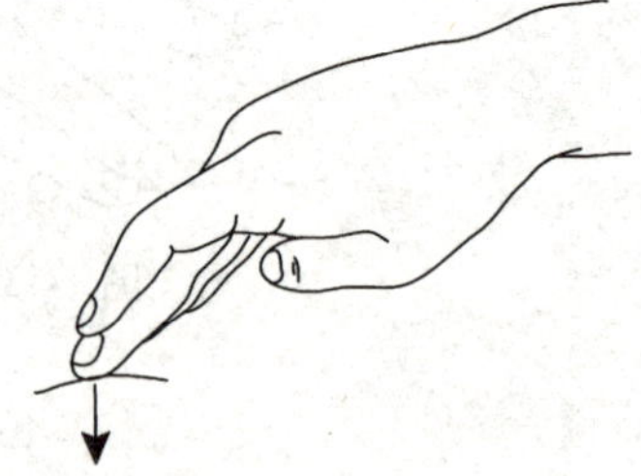

图 2-2 中指按法

2. 掌按法

手指自然放松，腕部背屈，以手掌根部或掌心部位用力，垂直按压穴位并逐渐加力，按压后要稍作片刻停留，再做第二次重复按压。为增加按压力量，在施术时可将双肘关节伸直，身体略前倾，借助部分体重向下按压（图 2-3）。

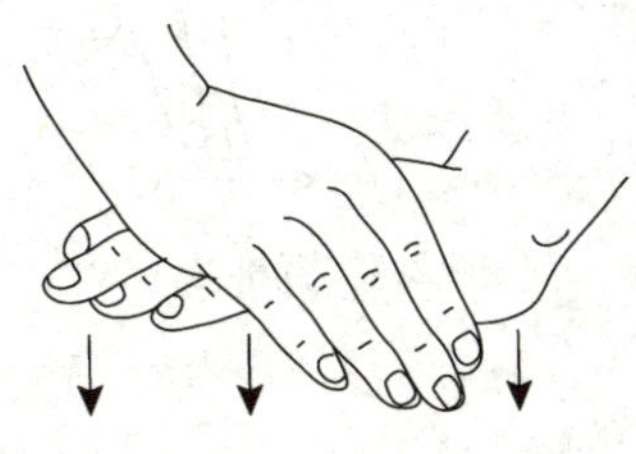

图 2-3　掌按法

【手法作用】　疏通经络、温中止痛、祛寒活血、调气理筋。

【适用部位】　按法一般用于手部较平坦的穴区。其中，指按法多用于点状穴位，掌按法多用于面状穴位。

爱心贴士

（1）使用时经常和揉法结合使用，称为按揉法，临床上按法很少独立使用。

（2）着力部位应紧贴皮肤表面，按压时不可移动，用力由轻至重，切勿暴力、猛力按压。

（3）需要加强刺激时，可用双手拇指重叠施术。

（4）对年老体弱或年龄较小的患者，施力大小要适宜。

二、推法

推法可分为直推法、旋推法、分推法以及合推法四类。

1. 直推法

用拇指指端或指腹，或是中指和示指的螺纹面着力于手部穴位进行单方向均匀用力地直线推动。动作要轻快连续，一拂而过，如扫浮尘状，以推后皮肤不红为佳（图 2-4）。

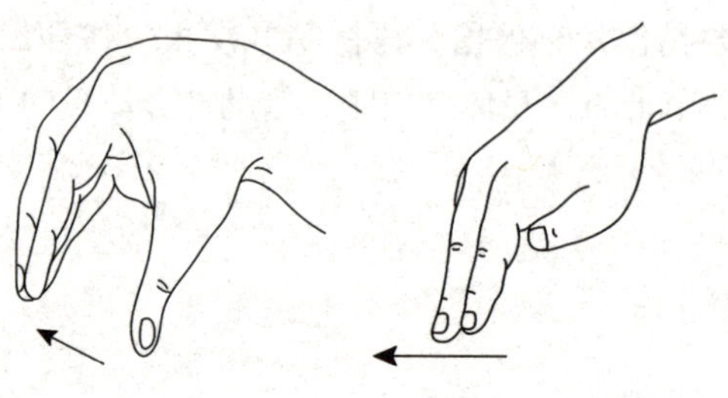

图 2-4　直推法

【手法作用】 活血顺气、清热镇痛、散寒祛风、活络筋骨。

【适用部位】 常用于推拿特定穴中的“线状穴位”“五经穴”等。

爱心贴士

（1）手法频率每分钟 150~250 次。

（2）推动时必须行直线，不可歪斜。

（3）操作时，应多配合适量的按摩介质并注意适宜的干湿度，注意不要把皮肤推破。

2. 旋推法

用拇指指腹在穴位上做环旋移动，用力较轻，不带动皮肉筋脉（图 2-5）。

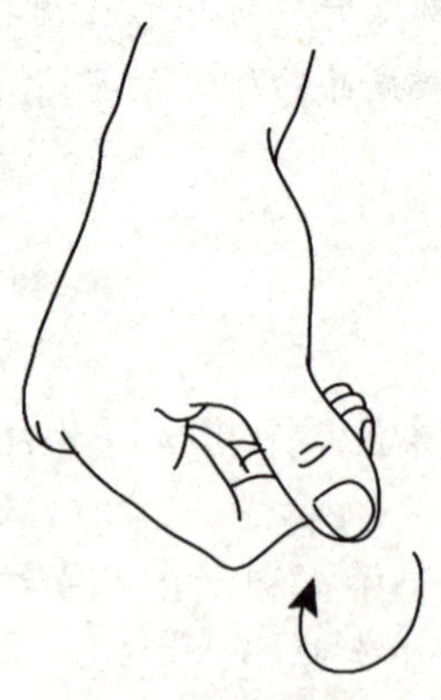

图 2-5　旋推法

【手法作用】 活血顺气、清热镇痛、散寒祛风、活络筋骨。
【适用部位】 主要用于“五经”穴。

爱心贴士

(1) 手法频率每分钟150~200次。

(2) 旋推法中拇指仅在皮肤表面做旋转推动，一般不带动皮下组织。

(3) 操作时，应多配合适量的按摩介质并注意适宜的干湿度，注意不要把皮肤推破。

3. 分推法

用两只手拇指的螺纹面或桡侧，或是中指和示指的螺纹面施压于穴位处，分别从该穴位的中点向两侧分推，可做一字形如←·→状，或八字形如↙·↘状推动（图2-6）。

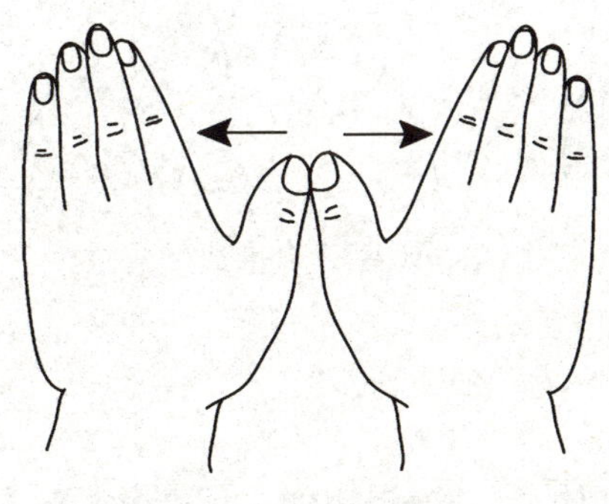

图2-6 分推法

【手法作用】 活血顺气、清热镇痛、散寒祛风、活络筋骨。
【适用部位】 常用于腕掌部。

爱心贴士

（1）操作时，两手用力要均匀、柔和协调。

（2）一般分推 20~30 次。

（3）操作时，应多配合适量的按摩介质并注意适宜的干湿度，注意不要把皮肤推破。

4. 合推法

用两只手的拇指端或螺纹面施压于某线状穴，自该穴位两端向中间均匀用力推动合拢（图 2-7）。

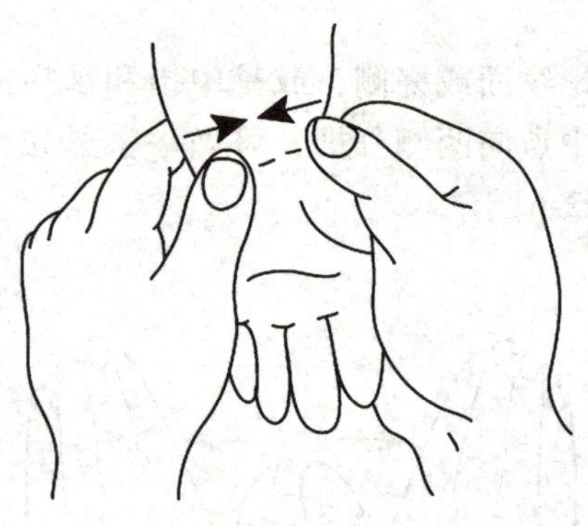

图 2-7 合推法

【手法作用】 活血顺气、清热镇痛、散寒祛风、活络筋骨。

【适用部位】 常用于腕掌部。

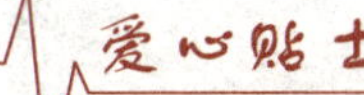

（1）在临床上合推法常与分推法配合使用，一分一合起到相辅相成的作用。

（2）操作时要紧贴体表，用力要稳，速度要缓慢均匀，速度为每分钟200次左右。

（3）操作时，应多配合适量的按摩介质并注意适宜的干湿度，注意不要把皮肤推破。

三、摩法

摩法是指以手掌面或示指、中指、环指螺纹面附着于手部一定部位，以腕关节为中心，连同掌指做节律性的环旋运动的手法。摩法可分为指摩法和掌摩法两类。

1. 指摩法

合并示指、中指、环指以及小指，并自然地伸展手掌，然后用四指的螺纹面贴附于手部穴位处，用小臂带动腕关节一起做环旋运动。操作时，肘关节自然屈曲，腕部放松，指掌自然伸直，动作要缓和而协调，迅速而持久（图2-8）。

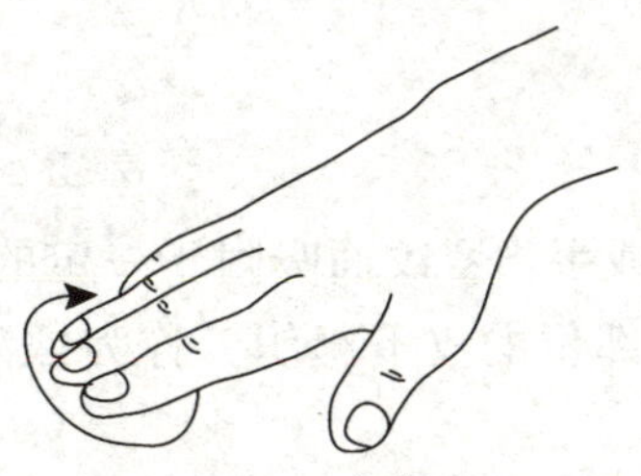

图2-8　指摩法

2. 掌摩法

自然伸展手掌，使掌面着力在穴位上，用小臂带动腕关节一起做顺时针方向或逆时针方向循环摩擦（图 2-9）。

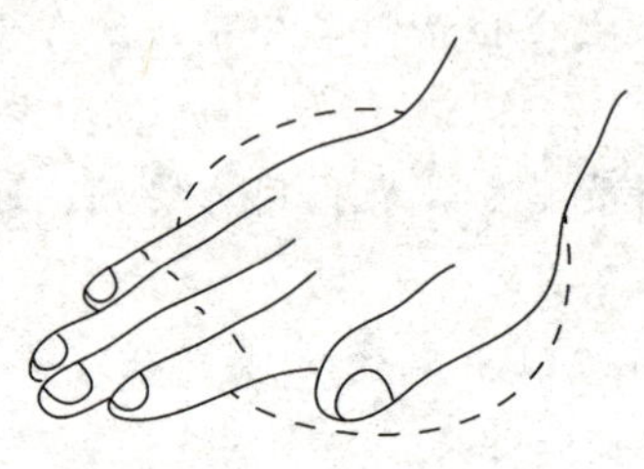

图 2-9　掌摩法

【手法作用】 活血化瘀、健胃补脾、消食化滞。摩法是用于按摩治疗最早的手法之一，经常用摩法在大鱼际部位按摩，可以起到增强体质、预防感冒的作用。

【适用部位】 适用于手部相对开阔的部位。

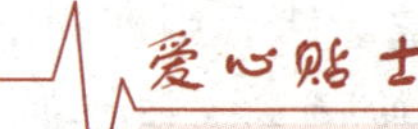

（1）选择介质以及摩动方向时应根据病情而定。

（2）摩法的手法应温和，力度不宜太轻也不宜太重。

四、揉法

用大鱼际、掌根，或手指罗纹面吸附于一定的治疗部位，做轻柔缓和的环旋运动，并带动该部位的皮下组织，称为揉法。揉法可分为指揉法、鱼际揉法和掌揉法三类。

1. 指揉法

用拇指或中指的指端或螺纹面着力于穴位处，或是用两指——示指和中指，或是用三指——示指、中指和环指同时用力施压于穴位处，腕部放松，以肘部为支点，前臂作主动摆动，带动腕和掌指作轻柔缓和的摆动（图 2-10）。

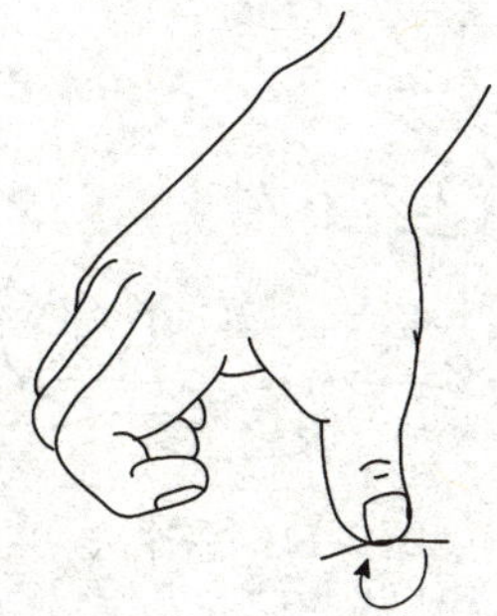

图 2-10 指揉法

2. 鱼际揉法

以手掌大鱼际部着力于施术部位上。沉肩，屈肘成 120°～140°，肘部外翘，腕关节放松，呈微屈或水平状，以肘关节为支点，前臂做主动运动，带动腕关节进行左右摆动，使大鱼际在治疗部位上进行轻柔灵活的揉动，手法频率为每分钟 120～160 次（图 2-11）。

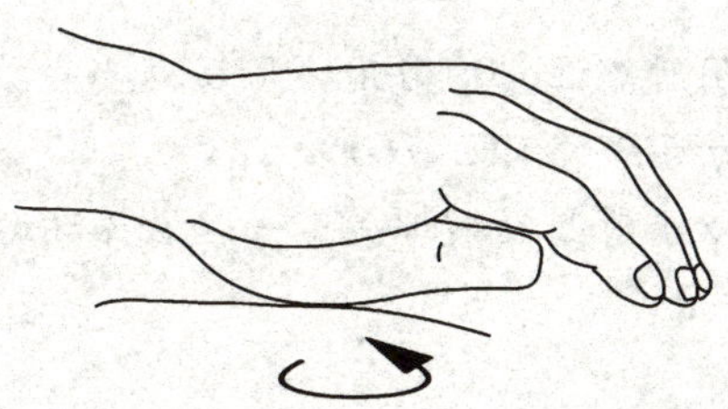

图 2-11 鱼际揉法

3. 掌揉法

掌心或掌根部位着力施压在穴位上，以肘关节为支点，小臂带动腕部，使用力部位在穴位上小幅度、轻缓地沿顺时针方向或逆时针方向做循环揉动（图 2-12）。

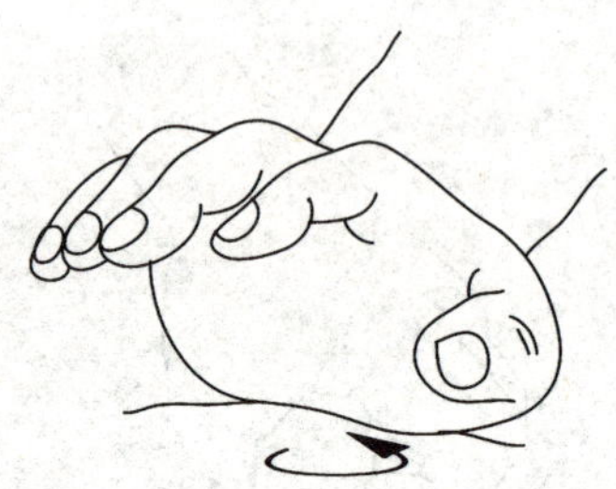

图 2-12　掌揉法

【手法作用】 消肿止痛、活血化瘀、顺气消积。

【适用部位】 揉法的刺激量较小，所以在使用时常配合按法这类强刺激手法来揉动手掌、手背等。

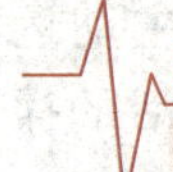

爱心贴士

（1）腕部宜放松，动作要灵活。

（2）压力要轻柔，要带动该处皮下组织一起揉动，不能有体表摩擦移动。

（3）使用时要注意均匀用力，压力要轻柔，动作要协调而有节律，频率为每分钟 120～160 次。

（4）应以小臂带动腕部关节一起做循环运动。

五、捏法

捏法可以分为拇指后位捏法以及拇指前位捏法两类，是指用拇指和示指两指同时从下往上提拿皮肤，向前捻动双手；或是用拇指、示指和中指三指同时捏住皮肤从下往上，向前捻动双手的手法。

1. 拇指后位捏法

两手半握成空拳状，使拳眼相对，拳心朝下，拇指贴住皮肤，用示指、中指、拇指三指从下而上，轻重交替或松紧交替捻动双手（图2-13）。

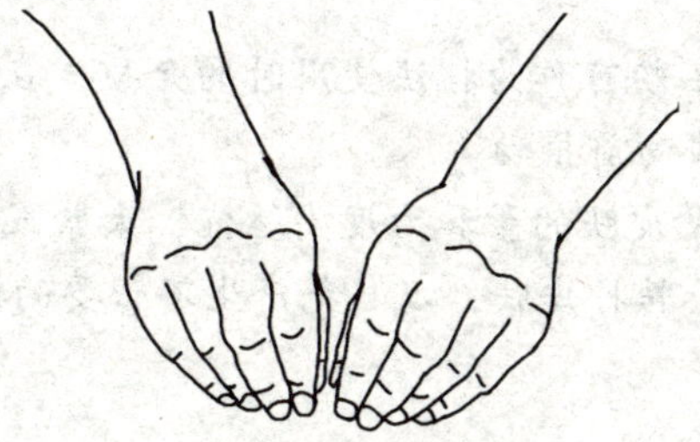

图 2-13　拇指后位捏法

2. 拇指前位捏法

两手握成空拳状，拳眼朝上，拳心相上，示指半屈，拇指向前自然伸直，拇指和示指同时从下往上捏住皮肤交替捻动（图 2-14）。

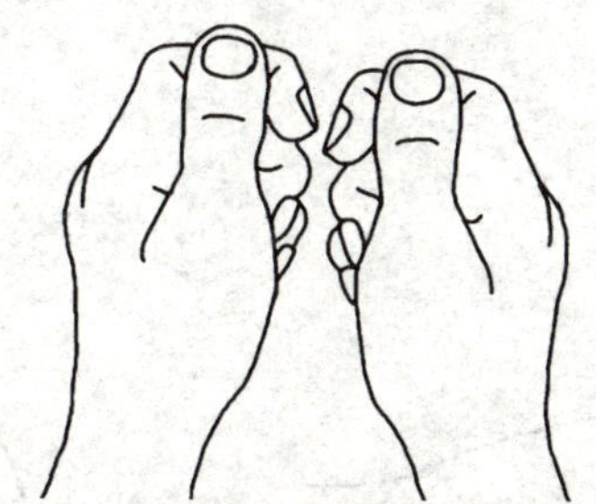

图 2-14　拇指前位捏法

【手法作用】　理气活血、疏通经络、清热泻火、止痛散寒。

【适用部位】　在临床上，捏法对改善小儿睡眠质量，调理女性月经不调都能起到很好的效果。

爱心贴士

（1）滑石粉可作为捏法使用时的介质，在具体操作时切忌倾斜，应以直线向前推动。

（2）提拿皮肤的量和力度要适宜，太紧或太松都不能正常前进。另外切忌转拧皮肤，以避免产生不必要的疼痛。

六、运法

运法主要是指用拇指或是中指、示指的螺纹面施压在穴位上做圆弧形或圆形的循环摩擦手法。

让患者的手掌掌心朝上，手掌放平。用一只手握住患者的手指，用另一只手的拇指或是中指、示指的螺纹面施压在穴位上，做圆弧形或圆形的循环摩擦推动（图 2-15、图 2-16）。

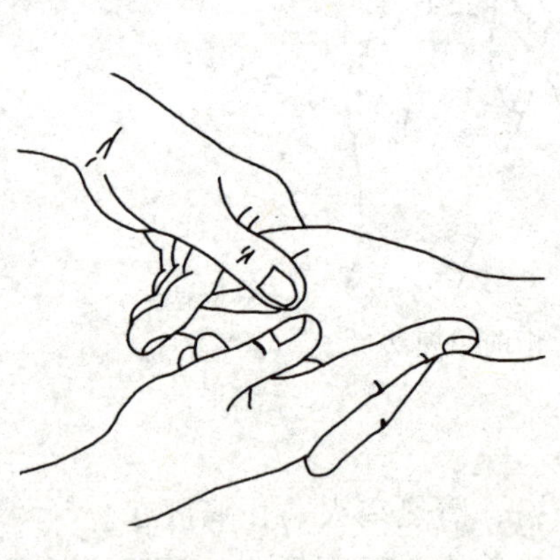

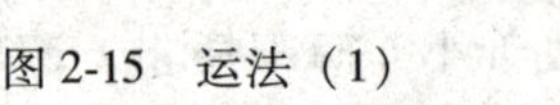

图 2-15 运法（1）

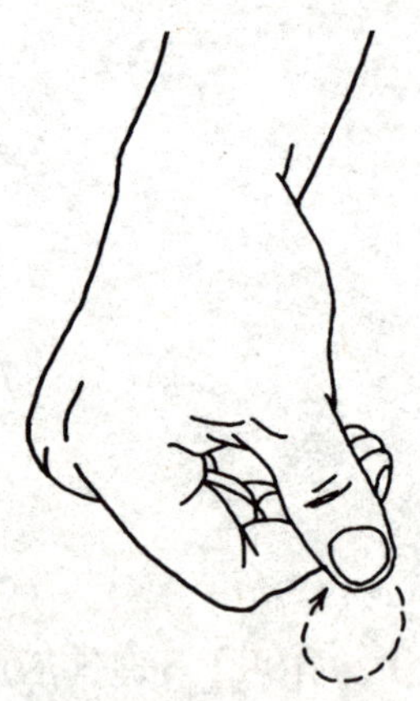

图 2-16 运法（2）

【手法作用】 舒筋通络、和血理气。

【适用部位】 运法和旋推法相似，但比旋推法的施力面积大，用于线状、面状或点状穴，可作为手掌的特定穴。

爱心贴士

（1）施力时不要在表面的皮肤上摩擦，而要把力沉到皮肤下的肌肉间。

（2）施力时，一定不要脱离穴位，注意应当在穴位处摩擦。

七、捻法

捻法是指用拇指和示指的指腹部位捏住要施力的穴位，做有节奏的快速往返捻动的手法。

用拇指、示指螺纹面夹持住穴位，两指相对像捻线般做搓揉动作，并在运动的过程中稍加用力（图 2-17）。

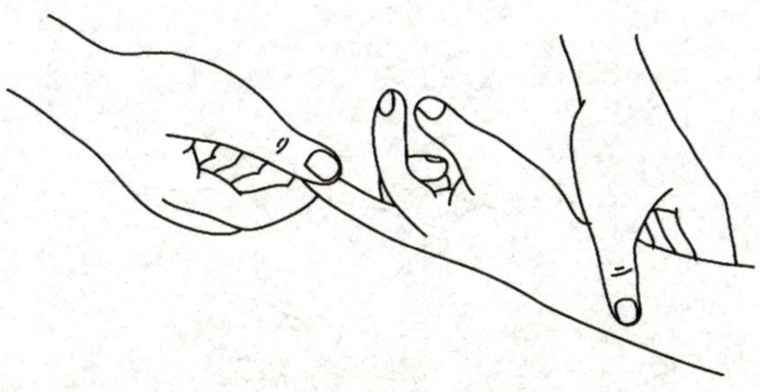

图 2-17　捻法

【手法作用】　具有理筋通络，滑利关节的作用，常配合其他手法治疗指（趾）间关节的酸痛，肿胀或屈伸不利等症。

【适用部位】　适用于手部各指小关节处。

爱心贴士

(1) 捻法常与掐法、推法合用。

(2) 施力时，拇指和示指的力量一定要柔和均匀，揉的力度要大，搓的力度要小。

(3) 施力时动作应灵活、快速，用力不可呆滞。

八、拿法

拿法是指用拇指及其余的四指捏拿需施压的穴位或部位，由两旁向中心处一起相对用力并逐渐收紧、放松，从而进行连续的一松一紧捏拿的手法。

可用一只手或是两只手的拇指及其余手指捏住要施压的部位，然后相对用力，逐渐收紧，再松紧交替地提捏、揉动（图 2-18）。

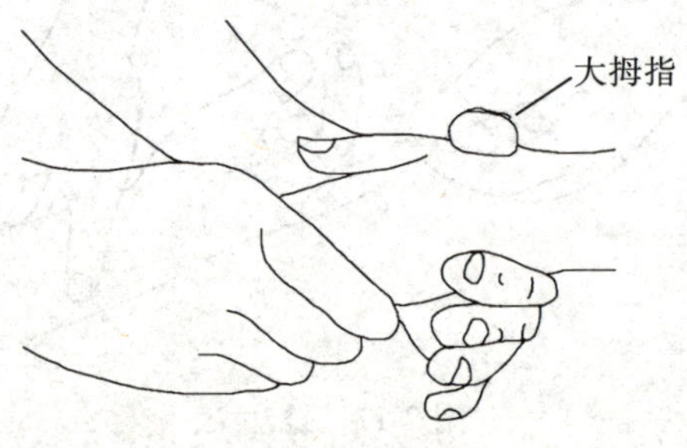

图 2-18　拿法

【手法作用】 活络筋骨、定惊止搐、解表散寒。拿法是几种手法的组合，属强刺激手法，能起到开窍醒神、止痛解痉的作用。

【适用部位】 拿法是几种手法的组合，属强刺激手法，能起到开窍醒神、止痛解痉的作用。

爱心贴士

（1）施用时应平稳协调地逐渐加力，切忌用力过猛或忽然加力。

（2）拿法是刺激性很强的手法之一，所以在使用时应结合捏法来一起使用。

九、搓法

搓法是指以指腹、掌根或大小鱼际，紧贴皮肤做快速往返的直线运动，使之产生一定的热量的方法（图 2-19）。

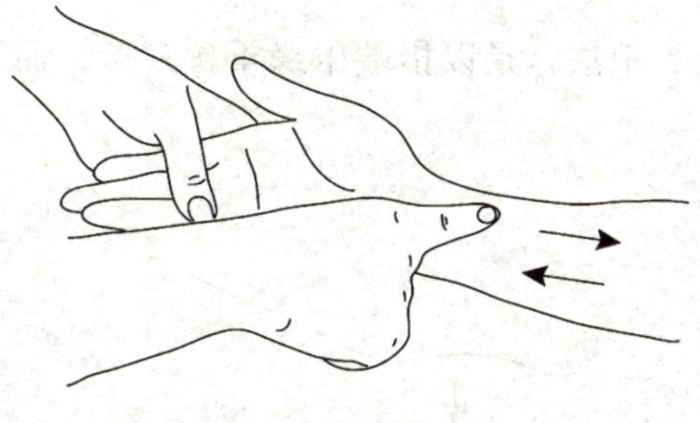

图 2-19　搓法

用指腹、掌根或大小鱼际附着在一定部位，进行直线来回摩擦，向下的压力不宜太大，但推动的幅度要大。

【手法作用】 温通经络，调气和血，消除疲劳，松弛肌肉。多用于慢性寒症。

【适用部位】 顺手部骨骼分布的穴位。

爱心贴士

（1）搓法在临床上通常作为最后使用的手法，一般在使用搓法之后，就不再在该部位使用其他手法，以免皮肤破损。但搓法之后可辅以湿热敷，能加强疗效。

（2）使用搓法进行治疗时要涂适量的润滑油或配制药膏，既可防止擦破皮肤，又可通过药物的渗透增强疗效。

（3）操作时要做到轻而不浮、重而不滞，力度适中平稳，以不使皮肤起皱为宜。

（4）室内要保持暖和，以免患者着凉。

十、掐法

掐法又称切法、爪法，是以指端甲缘重按穴位，而不刺破皮肤的方法（图 2-20）。

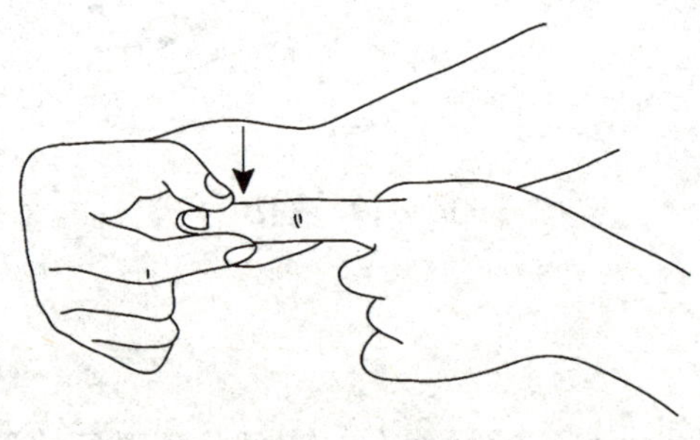

图 2-20　掐法

强刺激按摩：用拇指指甲重掐穴位，将力量灌注于拇指端，用力由轻到重，时间要短，避免掐破皮肤。指甲应光滑平整，用力平缓，逐渐用力，直至出现酸痛感。指甲切入需要到位，应在手穴区的皮肤与手骨之上，切入半分钟后松开，半分钟后再重复一次，也可做快节奏掐动。

【手法作用】 开窍醒神、回阳救逆、温通经络、兴奋神经。多用于急症、重症。

【适用部位】 适用于部分穴位、掌指关节或掌骨缝间隙部位。

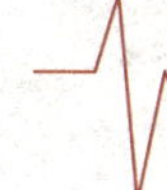

爱心贴士

（1）掐前要取准穴位。

（2）用力时应垂直向下，不可抠动，以免损伤治疗部位的皮肤。

（3）为了避免刺破皮肤，可在重掐部位上覆盖一层薄布。

（4）掐后可在治疗部位上用拇指螺纹面轻揉以缓解疼痛。

十一、点法

点法是指用拇指指端，或中指顶端，或小指外侧尖端加环指、拇指固定，或屈拇指指间关节，或屈示指以近端指间关节等部位点压手部穴区（图 2-21）。

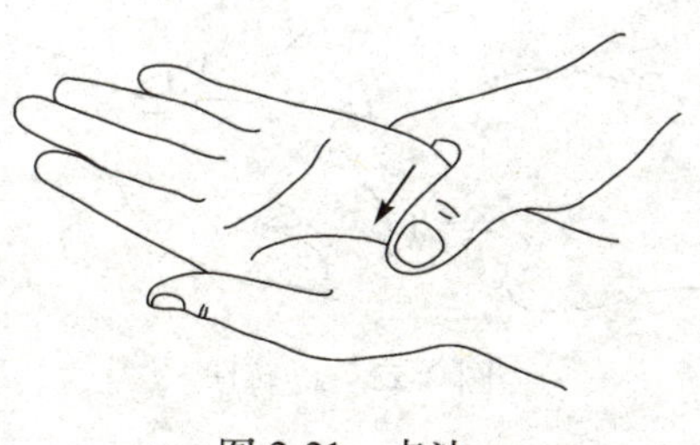

图 2-21　点法

用拇指指端或屈指骨突部着力于手部穴位或病理反射区上，逐渐用力下按，用力要由轻到重，使刺激充分到达肌肉组织的深层，患者有酸、麻、重、胀、走蹿等。

【手法作用】 通经活络，消积破结，解除痉挛。

【适用部位】 适用于要求力度大而区域较小的穴位。一般用于骨缝处的穴区和要求较按法更为有力而区域又小的部位。多用于急症、痛症等。

爱心贴士

(1) 操作时用力不要过猛，不要滑动，应持续有力。

(2) 点法接触面积小，刺激量大。

(3) 点法常与按法结合使用，称为点按法。

(4) 对年老体弱或年龄较小的患者，施力大小要适宜。感觉，持续数秒钟，渐渐放松，如此反复操作。

十二、摇转法

摇转法是使手部指关节、腕关节做被动均匀的环形运动的手法。腕关节摇法有主动和被动两种（图 2-22）。

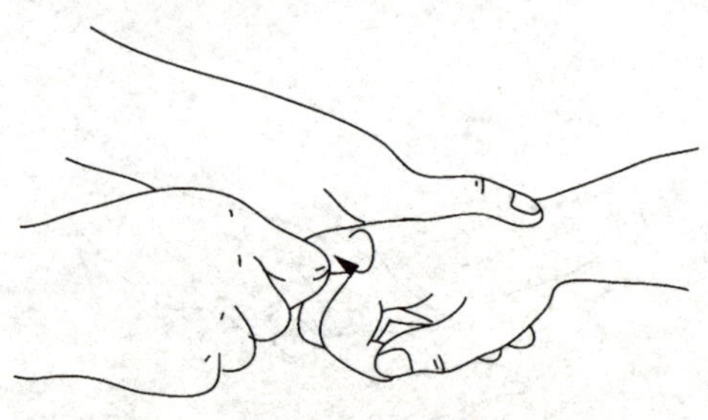

图 2-22 摇转法

患者自己进行按摩时可做腕关节主动摇法，顺、逆时针各摇 10 下。被动摇法要求操作者一手托住患者前臂，另一手握住患者指部，做腕关节的环旋摇动。

【手法作用】 摇转法具有滑利关节、解痉放松、消除疲劳的功效。腕关节摇法可改善腕关节功能，加强手部的血液循环。掌指关节摇法也具有同样的作用。

【适用部位】 主要适用于手部指关节及手腕部关节。

爱心贴士

(1) 摇转的速度宜慢，尤其是在起始时更宜迟缓，用力要稳。

(2) 摇动方向和幅度须在患者生理许可范围内进行，由小到大。

(3) 摇转时切忌单方向用力，以免损伤关节。可先用拔伸法、捻法以放松关节。

(4) 摇转时施力要协调、不变，除被摇关节肢体活动外，其他部位应尽量保持稳定。

十三、拔伸法

拔伸法是指沿肢体纵轴方向，用两手分别各执手部相应关节的一端，以相反方向做拉伸、牵引动作，使关节间隙增大的手法（图 2-23）。

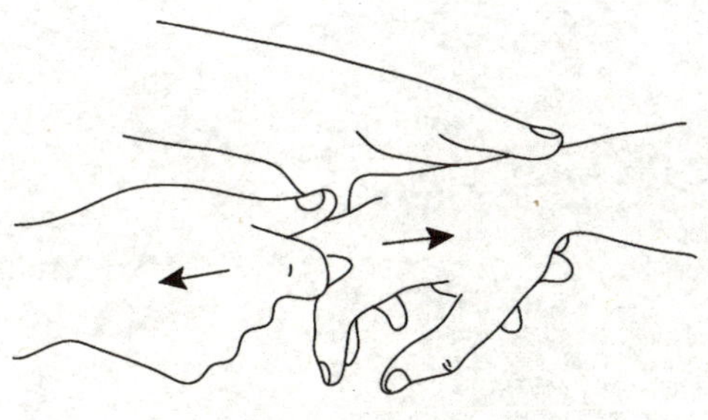

图 2-23 拔伸法

患者坐位或仰卧位，操作者一手握住患者一侧上肢前臂，另一手握住其手背部，轻轻用力拔伸，力量逐渐加大，至腕关节有松动感为止。如患者较为紧张，不易拉开，可先轻轻摇动，然后再拔伸。操作时两手协调用力，沿关节纵轴方向牵拉，切忌强拉硬牵，强求关节弹响声，以免损伤关节及韧带。

【手法作用】 行气活血、疏通经气、放松关节。可明显改善腕关节的活动功能，消除腕关节的紧张，加强手部的血液循环。可用于治疗指间关节扭挫伤，肌腱复位，神经根型颈椎病引起手指麻木等。

【适用部位】 适用于手指指间关节、掌指关节及腕关节。

爱心贴士

(1) 动作宜稳、用力宜均匀，需要掌握好拔伸的角度和方向。

(2) 在拔伸的开始阶段，用力应由小至大，逐渐增加。当拔伸到一定程度后，需要一个稳定的持续牵引力。

(3) 不能以暴力进行拔伸，以免造成牵拉损伤。

第三章　手部按摩常用穴位及反射区

第一节　经穴与经外奇穴

两肘以下的手六经穴和经外奇穴取用方便，疗效显著，为临床按摩所常用。下面逐一介绍，共61穴。

一、手阳明大肠经穴（图3-1）

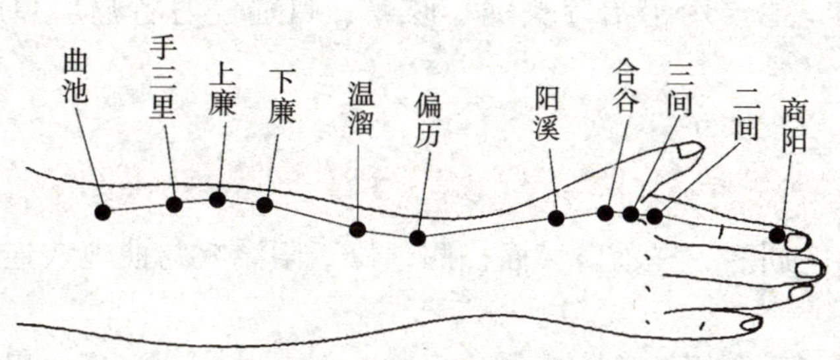

图3-1　手阳明大肠经穴

曲池

【位置】 屈肘成直角，位于肘横纹外端与肱骨外上髁连线的中点处。

【作用】 主要用于治疗咽喉肿痛、齿痛、目赤肿痛、瘾疹、热病、上肢不遂、手臂肿痛、腹痛、吐泻、高血压、癫狂等病症。

【手法】 推拿、揉按5~10次。

手三里

【位置】 在前臂背面桡侧，位于阳溪穴与曲池穴连线上，肘横纹下2寸处。

【作用】 主要用于治疗齿痛颊肿、上肢活动不利、腹痛、腹泻等病症。

【手法】 按揉、推拿 5~10 次。

上廉

【位置】 在前臂背面桡侧，位于阳溪穴与曲池穴连线上，肘横纹下 3 寸处。

【作用】 主要用于治疗头痛、肩膀酸痛、半身不遂、手臂麻木、肠鸣、腹痛等病症。

【手法】 按揉 5~10 次。

下廉

【位置】 在前臂背面桡侧，位于阳溪穴与曲池穴连线上，肘横纹下 4 寸处。

【作用】 主要用于治疗头痛、眩晕、目痛、肘臂痛、腹胀、腹痛等病症。

【手法】 按揉 5~10 次。

温溜

【位置】 屈肘，在前臂背面桡侧，位于阳溪穴与曲池穴连线上，腕横纹上 5 寸处。

【作用】 主要用于治疗头痛、面肿、咽喉肿痛、疔疮、肩背酸痛、肠鸣、腹痛等病症。

【手法】 按揉 5~10 次。

偏历

【位置】 屈肘，在前臂背面桡骨侧，位于阳溪穴与曲池穴连线上，腕横纹上 3 寸处。

【作用】 主要用于治疗目赤、耳鸣、鼻出血、喉痛、手臂酸痛、水肿等病症。

【手法】 按揉 5~10 次。

阳溪

【位置】 位于腕背横纹桡侧端，拇指翘起时，两筋（拇短伸肌腱与拇长伸肌腱）之间的凹陷中取穴。

【作用】　主要用于治疗头痛、目赤肿痛、耳聋、耳鸣、齿痛、咽喉肿痛、手腕痛等病症。

【手法】　压揉、点按5~10次。

合谷

【位置】　位于手背第一、二掌骨之间，约平第二掌骨中点处。取穴时，以一手的拇指指间关节横纹放在另一拇指、示指之间的指蹼缘上，拇指尖下即是。

【作用】　主要用于治疗一切头面诸病，如头痛、眩晕、目赤肿痛、鼻渊齿痛、咽喉肿痛、口眼歪斜、面肿等。此外还主治伤风、咳嗽、哮喘、吐泻、消渴、黄疸、水肿、痹证、中风、乳少、多汗、腹痛、便秘、经闭、滞产等病症。

【手法】　可掐、拿、揉、按5~10次。

三间

【位置】　微握拳，在手第二掌指关节后桡侧凹陷处（第二掌骨小头上方）。

【作用】　主要用于治疗目痛、齿痛、咽喉肿痛、气喘、身热、腹胀、肠鸣、泄泻等症。

【手法】　点按、压揉5~10次。

二间

【位置】　微握拳，在手第二掌指关节前缘（第二掌骨小头桡侧前凹陷中）。

【作用】　主要用于治疗目昏、鼻出血、齿痛、咽喉肿痛、目赤肿痛、热病等症。

【手法】　点按、压揉5~10次。

商阳

【位置】　位于示指末节桡侧，指甲旁约0.1寸处。

【作用】　主要用于治疗耳聋、齿痛、咽喉肿痛、颌肿、青光眼、手指麻木、热病、昏迷等病症。

【手法】　掐、揉5~10次。

二、手少阳三焦经穴（图 3-2）

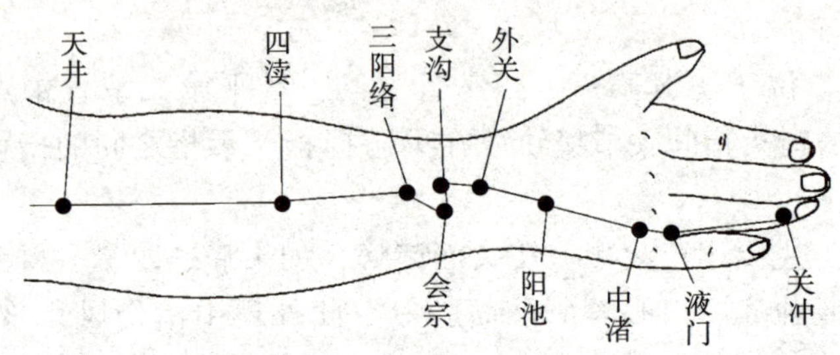

图 3-2 手少阳三焦经穴

天井

【位置】 屈肘，位于尺骨鹰嘴上 1 寸许凹陷中。

【作用】 主要用于治疗偏头痛、耳聋、癫痫等病症。

【手法】 推拿、按揉 5~10 次。

四渎

【位置】 位于尺骨鹰嘴下 5 寸，桡骨与尺骨之间。

【作用】 主要用于治疗耳聋、咽喉肿痛、暴喑、齿痛、上肢痹痛等病症。

【手法】 推拿、按揉 5~10 次。

三阳络

【位置】 位于前臂背侧，腕背横纹上 4 寸，桡骨与尺骨之间。

【作用】 主要用于治疗耳聋、暴喑、齿痛、上肢痹痛等病症。

【手法】 推拿、按揉 5~10 次。

会宗

【位置】 位于前臂背侧，腕背横纹上 3 寸，支沟穴尺侧约 1 寸，在尺骨的桡侧边缘。

【作用】 主要用于治疗耳聋、癫痫、上肢痹痛等病症。

【手法】 推拿、按揉5~10次。

支沟

【位置】 位于前臂背侧，阳池与肘尖的连线上，在腕背横纹上3寸，桡骨与尺骨之间。

【作用】 主要用于治疗耳鸣、耳聋、暴喑、胁肋痛、便秘、热病等病症。

【手法】 推拿、按揉5~10次。

外关

【位置】 位于前臂背侧，阳池与肘尖的连线上，在腕背横纹上2寸，尺骨与桡骨之间。

【作用】 主要用于治疗热病、头痛、目赤肿痛、耳鸣、耳聋、胁肋痛、上肢痹痛等病症。

【手法】 推、掐、按、揉5~10次。

阳池

【位置】 位于腕背横纹中，指总伸肌腱尺侧缘凹陷中。

【作用】 主要用于治疗目赤肿痛、耳聋、咽喉肿痛、疟疾、腕痛、消渴等病症。

【手法】 点按、点揉5~10次。

中渚

【位置】 握拳，位于第四、五掌骨小头后缘之间的凹陷中，液门上1寸处。

【作用】 主要用于治疗头痛、目赤、耳鸣、耳聋、咽喉肿痛、热病、手指不能屈伸、肘关节扭伤等病症。

【手法】 点按、压揉、推拿5~10次。

液门

【位置】 握拳，位于第四、五指之间，掌指关节前凹陷中。

【作用】 主要用于治疗头痛、目赤、耳聋、咽喉肿痛、疟疾等病症。

【手法】 掐点5~10次。

关冲

【位置】 位于环指末节尺侧，距指甲角约0.1寸处。

【作用】 主要用于治疗中风、昏迷、热病、头痛、目赤、耳聋、咽喉肿痛、手肿痛等病症。

【手法】 掐点、掐揉 8~10 次。

三、手太阳小肠经穴（图 3-3）

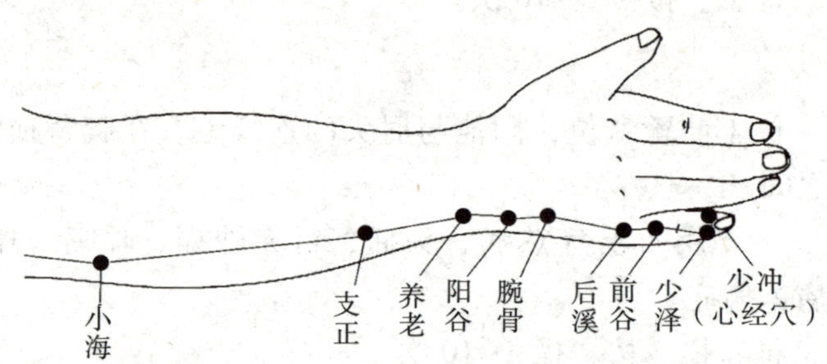

图 3-3 手太阳小肠经穴

小海

【位置】 在肘内侧，位于尺骨鹰嘴与肱骨内上髁之间的凹陷中。

【作用】 主要用于治疗肘臂疼痛、癫痫等病症。

【手法】 拿捏 5~10 次。

支正

【位置】 在前臂背面尺侧，位于阳谷穴与小海穴的连线上，腕背横纹上 5 寸。

【作用】 主要用于治疗头痛、目眩、热病、癫狂、项强、肘臂酸痛等病症。

【手法】 点按、压揉 5~10 次。

养老

【位置】 在前臂背面尺侧，以掌向胸，位于尺骨茎突桡侧缘凹陷中，腕背横纹上 1 寸。

【作用】 主要用于治疗视物不明，肩、背、肘、臂酸痛等病症。

【手法】 点按、压揉 5~10 次。

阳谷

【位置】　位于腕背横纹尺侧端，尺骨茎突前凹陷中。

【作用】　主要用于治疗头痛、目眩、耳鸣、耳聋、热病、癫狂、腕痛等病症。

【手法】　点按、压揉5~10次。

腕骨

【位置】　在手掌尺侧，后溪穴直上，位于第五掌骨基底与三角骨之间的赤白肉际处。

【作用】　主要用于治疗头项强痛、耳鸣、目翳、黄疸、热病、疟疾、指挛腕痛等病症。

【手法】　点按、压揉5~10次。

后溪

【位置】　在手掌尺侧，握拳，位于第五掌指关节后尺侧横纹头赤白肉际处。

【作用】　主要用于治疗头项强痛、目赤、耳聋、咽喉肿痛、腰背痛、癫狂、疟疾、多汗、指挛腕痛等病症。

【手法】　点压、揉5~10次。

前谷

【位置】　在手掌尺侧，握拳，位于第五掌指关节前尺侧横纹头赤白肉际处。

【作用】　主要用于治疗头痛、目痛、耳鸣、咽喉肿痛、乳少、热病等病症。

【手法】　点压、按揉5~10次。

少泽

【位置】　位于小指末节尺侧，指甲角旁约0.1寸处。

【作用】　主要用于治疗头痛、目翳、咽喉肿痛、乳痈、乳少、昏迷、热病等病症。

【手法】　掐点、掐揉8~10次。

少冲（心经穴）

【位置】 位于小指桡侧指甲旁约0.1寸处。

【作用】 主要用于治疗心痛、心悸、胸胁痛、热病、昏迷等病症。

【手法】 掐点、掐揉5~10次。

四、手太阴肺经穴（图3-4）

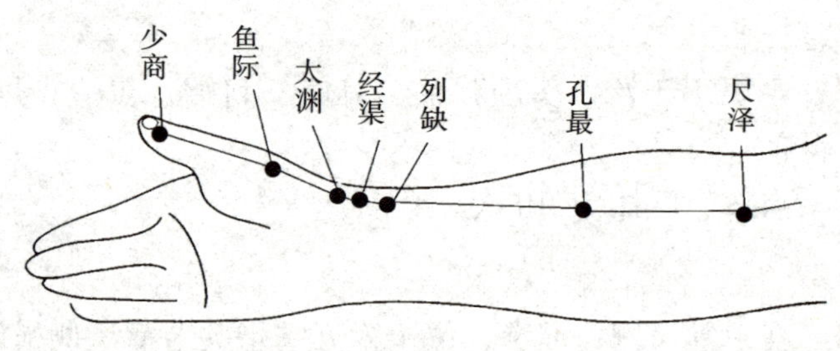

图3-4 手太阴肺经穴

尺泽

【位置】 位于肘横纹中，肱二头肌腱桡侧缘。

【作用】 主要用于治疗咳嗽、气喘、咯血、潮热、胸部胀痛、咽喉肿痛、小儿惊风、吐泻、肘臂挛痛等病症。

【手法】 点按、点揉5~10次。

孔最

【位置】 位于尺泽与太渊的连线上，腕横纹上7寸处。

【作用】 主要用于治疗咳嗽、气喘、咯血、咽喉肿痛、肘臂挛痛等病症。

【手法】 揉按5~10次。

列缺

【位置】 位于桡骨茎突上方，腕横纹上1.5寸处。取穴时，两手虎口自然平直交叉，一手示指按在另一手桡骨茎突上，指尖下凹陷中即是。

【作用】 主要用于治疗伤风、头痛、项强、咳嗽、气喘、咽喉肿痛、口眼歪斜、齿痛等病症。

【手法】　掐按 5~10 次。

经渠

【位置】　位于桡骨茎突内侧，腕横纹上 1 寸，桡动脉桡侧凹陷中。

【作用】　主要用于治疗咳嗽、气喘、胸痛、咽喉肿痛、手腕痛等病症。

【手法】　点揉 5~10 次。

太渊

【位置】　位于掌后腕横纹桡侧端，桡动脉桡侧的凹陷中。

【作用】　主要用于治疗咳嗽、气喘、咯血、胸痛、咽喉肿痛、腕臂痛、无脉症等病症。

【手法】　揉按 3~5 次。

鱼际

【位置】　位于手掌侧面，第一掌指关节后凹陷处，约第一掌骨中点，赤白肉际处。

【作用】　主要用于治疗咳嗽、咯血、咽喉肿痛、失音、发热等病症。

【手法】　点按、压揉或掐 3~5 次。

少商

【位置】　位于拇指末节桡侧，指甲角旁约 0.1 寸处。

【作用】　主要用于治疗咽喉肿痛、咳嗽、鼻出血、发热、呕吐、呃逆、昏迷等病症。

【手法】　点按 3~5 次。

五、手厥阴心包经穴（图 3-5）

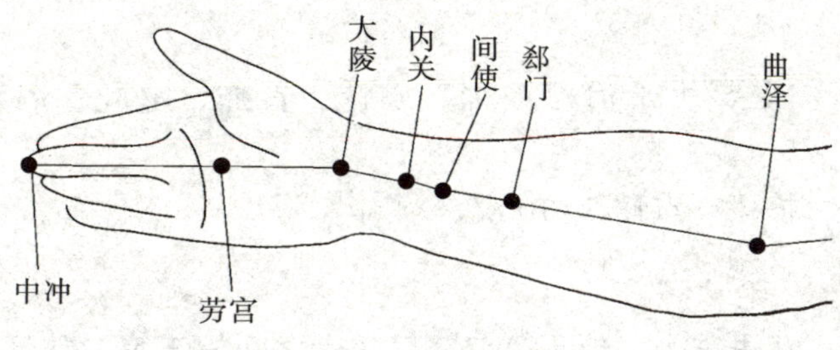

图 3-5　手厥阴心包经穴

曲泽

【位置】 位于肘横纹中，肱二头肌腱尺侧。

【作用】 主要用于治疗心痛、心悸、胃痛、呕吐、腹泻、热病、肘臂挛痛等病症。

【手法】 掐揉、点按5~10次。

郄门

【位置】 在前臂掌侧，位于曲泽与大陵的连线上，腕横纹上5寸，两筋之间。

【作用】 主要用于治疗心痛、心悸、呕血、咯血、疔疮等病症。

【手法】 推拿、按揉5~10次。

间使

【位置】 位于腕横纹上3寸，掌长肌腱与桡侧腕屈肌腱之间。

【作用】 主要用于治疗心痛、心悸、胃痛、呕吐、热病、疟疾等病症。

【手法】 推拿、按揉5~10次。

内关

【位置】 位于腕横纹上2寸，掌长肌腱与桡侧腕屈肌腱之间。

【作用】 主要用于治疗心痛、心悸、胸闷、胃痛、呕吐、热病、上肢痹痛、偏瘫、失眠、眩晕、偏头痛等病症。

【手法】 推拿、按揉5~10次。

大陵

【位置】 仰掌，位于腕横纹的中央处（掌长肌腱与桡侧腕屈肌腱之间）。

【作用】 主要用于治疗心痛、心悸、胃痛、呕吐、疮疡、失眠等病症。

【手法】 掐揉、点按5~10次。

劳宫

【位置】 在手掌心，位于第二、三掌骨之间偏于第三掌骨，握拳屈指时，中指尖所指处。

【作用】　主要用于治疗心痛、呕吐、口疮、口臭等病症。

【手法】　按、揉、掐、压 5~10 次。

中冲

【位置】　位于中指末节尖端的中央。

【作用】　主要用于治疗心痛、昏迷、舌强肿痛、热病、吐泻、小儿夜啼、中暑、昏厥等病症。

【手法】　掐点、掐揉 5~10 次。

六、手少阴心经穴（图 3-6）

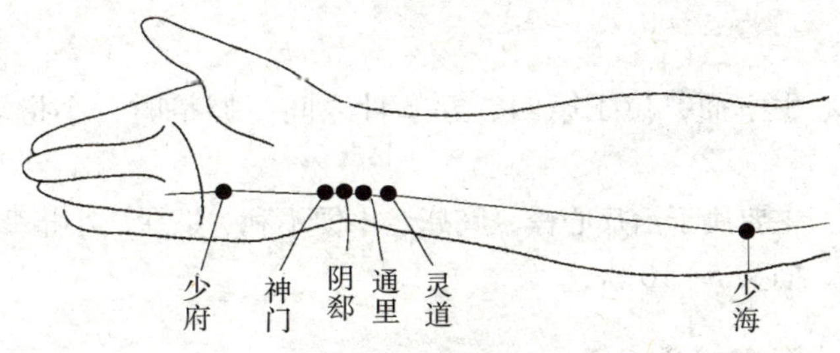

图 3-6　手少阴心经穴

少海

【位置】　屈肘，位于肘横纹内端与肱骨内上髁连线的中点处。

【作用】　主要用于治疗心痛、肘臂挛痛、头项痛等病症。

【手法】　按揉、推拿 5~10 次。

灵道

【位置】　位于腕横纹上 1.5 寸，尺侧腕屈肌腱的桡侧。

【作用】　主要用于治疗心痛、暴喑、肘臂挛痛等病症。

【手法】　点按、压揉 5~10 次。

通里

【位置】　位于腕横纹上 1 寸，尺侧腕屈肌腱的桡侧。

【作用】　主要用于治疗心悸、暴喑、舌强不语、腕臂痛等病症。

【手法】　点按、轻揉 5~10 次。

阴郄

【位置】 位于腕横纹上 0.5 寸，尺侧腕屈肌腱的桡侧。

【作用】 主要用于治疗心悸、心痛、骨蒸盗汗、吐血、鼻出血、暴喑等病症。

【手法】 点按、压揉 5~10 次。

神门

【位置】 位于腕横纹上尺侧端，尺侧腕屈肌腱的桡侧凹陷中。

【作用】 主要用于治疗心痛、心烦、惊悸、健忘、失眠等病症。

【手法】 点按、压揉 5~10 次。

少府

【位置】 手掌面，位于第四、五掌骨之间，握拳时，小指端与环指端之间即是。

【作用】 主要用于治疗心悸、胸痛、小便不利、遗尿、小指挛痛等病症。

【手法】 掐按 5~10 次。

七、经外奇穴（图 3-7）

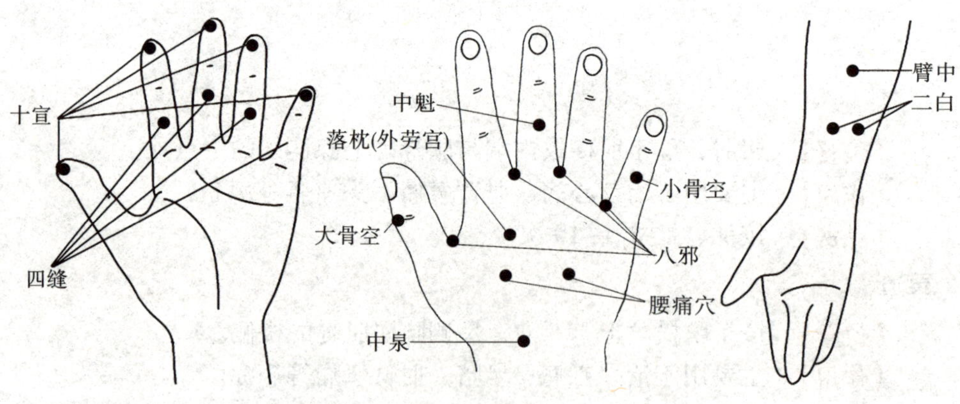

图 3-7 经外奇穴

十宣

【位置】 位于十指尖端，距指甲游离缘 0.1 寸处。

【作用】　主要用于治疗昏迷、高热、目赤肿痛、咽喉肿痛等病症。

【手法】　点压、掐点、按揉 5~10 次。

四缝

【位置】　仰掌，伸指，位于第二、三、四、五指掌面，近端指间关节横纹中点处，一侧四穴。

【作用】　主要用于治疗小儿疳积、消化不良、腹泻、肠虫症、咳嗽等病症。

【手法】　掐点 5~10 次。

中魁

【位置】　位于手背，握拳，中指背侧近端指关节横纹中点处。

【作用】　主要用于治疗呕吐、食欲不振、呃逆等病症。

【手法】　按揉 5~10 次。

八邪

【位置】　位于手背侧，微握拳时，第一至五指间的横纹端赤白肉际处即是，左右共 8 个穴。

【作用】　主要用于治疗烦热、头痛、项强、咽痛、齿痛、目痛、手指麻木、手指拘挛等病症。

【手法】　掐按 5~10 次。

落枕（外劳宫）

【位置】　位于手背侧第二、三掌骨之间，掌指关节上约 0.5 寸处，相当于外劳宫穴处。

【作用】　主要用于治疗落枕、手臂痛、腹痛、腹泻、小儿消化不良、颈椎病等病症。

【手法】　点按、按摩 5~10 次。

腰痛穴

【位置】　位于手背侧，第二、三掌骨及第四、五掌骨之间，腕横纹与掌指关节中点处，一侧两穴。

【作用】　主要用于治疗急性腰扭伤、头痛、猝死、小儿惊风、手背红肿疼痛等病症。

【手法】　掐点、按揉、点按 5~10 次。

小骨空

【位置】 位于手背，握拳时，手小指背侧近端指间关节横纹中点处。

【作用】 主要用于治疗目赤肿痛、目翳、喉痛、指关节痛等病症。

【手法】 按揉5~10次。

大骨空

【位置】 位于手背，拇指指间关节横纹中点处。

【作用】 主要用于治疗目痛、目翳、白内障、吐泻、鼻出血等病症。

【手法】 按揉5~10次。

中泉

【位置】 位于腕背侧横纹中，阳溪穴与阳池穴之间的凹陷处。

【作用】 主要用于治疗胸闷、咳嗽、气喘、胃痛、吐血等病症。

【手法】 点按、压揉5~10次。

二白

【位置】 位于前臂内侧，腕横纹上4寸，桡侧腕屈肌腱两侧，一手两穴。

【作用】 主要用于治疗痔疮、脱肛等病症。

【手法】 点按、压揉5~10次。

臂中

【位置】 位于前臂内侧，腕横纹与肘横纹之间的中点处，桡骨与尺骨之间。

【作用】 主要用于治疗上肢瘫痪、痉挛，前臂神经痛，癔病等病症。

【手法】 点按、压揉5~10次。

第二节 手部全息穴位

一、手部第二掌骨桡侧全息穴位（图 3-8）

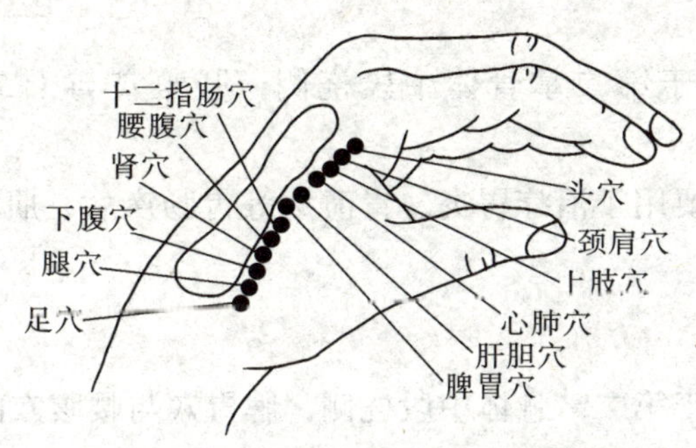

图 3-8 手部第二掌骨桡侧全息穴位

头穴

【位置】 位于示指掌指关节桡侧后凹陷处，相当于三间。

【作用】 主要用于治疗头痛、牙痛、三叉神经痛、急性结膜炎及头面、眼、耳、鼻、口、牙、脑等部位疾病。

颈肩穴

【位置】 位于第二掌骨体远心端桡侧，头穴与上肢穴之间中点。

【作用】 主要用于治疗颈肩、甲状腺、咽喉、气管上段、食管上段等部位的疾病。

上肢穴

【位置】 位于第二掌骨体远心段桡侧，颈肩穴与心肺穴的中间。

【作用】 主要用于治疗肩、上肢、肘、腕、手及食管中段的疾病。

心肺穴

【位置】 位于第二掌骨体远心段桡侧，上肢穴与肝胆穴之间的中点。

【作用】 主要用于治疗心、肺、胸、乳房、气管下段、食管下段及背部疾病。

肝胆穴

【位置】 位于第二掌骨体中段桡侧，脾胃穴与心肺穴之间的中点。

【作用】 主要用于治疗肝胆疾病、顽固性失眠。

脾胃穴

【位置】 位于第二掌骨体中段桡侧，肝胆穴与十二指肠穴连线的中点。

【作用】 主要用于治疗胃炎、胃溃疡等胃肠疾病、肌肉疾病、扭伤等疾病。

十二指肠穴

【位置】 位于第二掌骨体中段桡侧，脾胃穴与腰腹穴的中间。

【作用】 主要用于治疗十二指肠及结肠疾病。

腰腹穴

【位置】 位于第二掌骨体近心端桡侧，十二指肠穴与肾穴中间。

【作用】 主要用于治疗腰扭伤、腰腿痛、脐周围、大肠与小肠疾病。

肾穴

【位置】 位于第二掌骨体近心端桡侧，腰腹穴与下腹穴中间。

【作用】 主要用于治疗肾、输尿管、大肠、小肠疾病。

下腹穴

【位置】 位于第二掌骨体近心端桡侧，肾穴与腿穴中间。

【作用】 主要用于治疗阑尾炎、结肠炎等下腹部疾病。

腿穴

【位置】 位于第二掌骨体近心端桡侧，下腹穴与足穴中间。

【作用】 主要用于治疗臀部、股部、膝关节等下肢疾病。

足穴

【位置】 位于腿穴下第二掌骨末端。

【作用】 主要用于治疗足、踝部的疾病。

二、手部第五掌骨尺侧全息穴位（图 3-9）

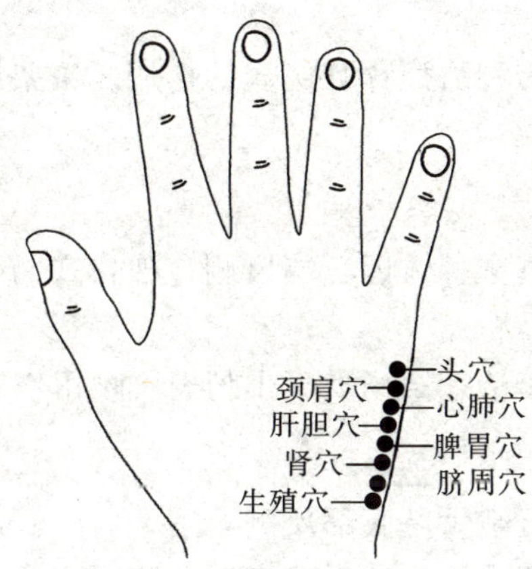

图 3-9　手部第五掌骨尺侧全息穴位

头穴

【位置】位于第五掌骨小头尺侧。

【作用】主要用于治疗头面部及眼、耳、鼻、口腔等疾病。

颈肩穴

【位置】位于第五掌骨体远心端尺侧，头穴与心肺穴之间。

【作用】主要用于治疗肩周炎、肩部扭伤、落枕、颈椎病等疾病。

心肺穴

【位置】位于第五掌骨体远心端尺侧，头穴与脾胃穴连线的中点处。

【作用】主要用于治疗心、肺、气管及胸背部疾病。

肝胆穴

【位置】位于第五掌骨体远心端尺侧，心肺穴与脾胃穴之间。

【作用】主要用于治疗肝胆疾病。

脾胃穴

【位置】位于第五掌骨体中段尺侧，头穴与生殖穴连线的中点处。

【作用】主要用于治疗脾、胃、肌肉疾病。

肾穴

【位置】 位于第五掌骨体近心端尺侧，脾胃穴与生殖穴连线之近脾胃穴 1/3 处。

【作用】 具有预防和治疗肾脏疾病的作用，主要用于治疗肾、膀胱及生殖系统疾病。

脐周穴

【位置】 位于第五掌骨体近心端尺侧，脾胃穴与生殖穴连线之近生殖穴 1/3 处。

【作用】 主要用于治疗结肠炎、小肠炎、腰扭伤等病症。

生殖穴

【位置】 位于第五掌骨基底部尺侧。

【作用】 主要用于治疗生殖系统疾病、肛周疾病、腰腿痛等病症。

第三节 手部反射区

手部反射区排列是有规律的，基本上与人体大体解剖相一致，是按人体实际位置上下、左右、前后顺序排列的。下面介绍常用手部反射区。

一、手掌部反射区（图 3-10）

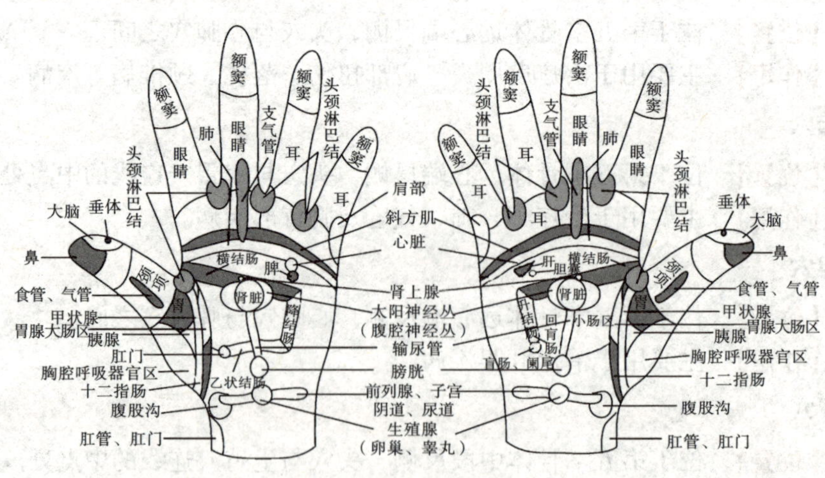

图 3-10 手掌部反射区简图

大脑（头部）

【位置】 位于拇指的螺纹面处，右手上是左半脑反射区，左手上是右半脑反射区。

【作用】 主要用于治疗头痛、头晕、失眠、高血压、中风、脑血管病变、神经衰弱等症。

【手法】 从指尖分别向指根方向推按 10～20 次，力度以产生酸痛为度。

垂体

【位置】 位于双手拇指指腹中央，在大脑反射区深处。

【作用】 主要用于治疗各种内分泌失调的疾患，如甲状腺、甲状旁腺、肾上腺、性腺等功能失调；小儿生长发育不良，更年期综合征，骨质疏松，心脏病、高血压、低血压、贫血等。

【手法】 用拇指指甲点按或掐按 5～10 次，力度以产生酸痛为度。

额窦

【位置】 位于双手掌面，十指顶端约 1 寸范围内。左额窦反射区在右手上，右额窦反射区在左手上。

【作用】 主要用于治疗前头痛、头顶痛、头晕、失眠及眼、耳、鼻、鼻窦炎等。

【手法】 用拇指指端在反射区上各点按 5～10 次。

眼

【位置】 位于双手手掌和手背第二、三指指根部。左眼反射区在右手上，右眼反射区在左手上。

【作用】 主要用于治疗结膜炎、角膜炎、青光眼、白内障、近视等眼疾和眼底病变症。

【手法】 寻找敏感点掐点 5～10 次，或由桡侧向尺侧推按，掌面、背面各 30～50 次。

耳

【位置】 位于双手手掌和手背第四、五指指根部。左耳反射区在右手上，右耳反射区在左手上。

【作用】 主要用于治疗各种耳疾，如中耳炎、耳聋、耳鸣等，治疗眩晕、晕车船等症。

【手法】 寻找敏感点掐点或点按，每侧 5~10 次。

斜方肌

【位置】 位于手掌正面，在眼、耳反射区下方，呈一横带状区域。

【作用】 主要用于治疗颈、肩、背部疼痛，落枕、颈椎病等症。

【手法】 从尺侧向桡侧推按 10~20 次。

鼻

【位置】 位于双手掌侧拇指末节指腹桡侧面的中部。右鼻反射区在左手上，左鼻反射区在右手上。

【作用】 主要用于治疗鼻炎、鼻窦炎、鼻出血、鼻息肉、上呼吸道感染、头痛、头晕等症。

【手法】 掐揉或点按 10~20 次。

颈项

【位置】 位于双手拇指近节掌侧和背侧。

【作用】 主要用于治疗颈项酸痛、颈项僵硬、颈部伤筋、落枕、颈椎病、高血压、消化道疾病等病症。

【手法】 向指根方向全方位推按 5~10 次。

头颈淋巴结

【位置】 位于双手各手指间根部凹陷处，掌面、掌背处均有此反射区。

【作用】 主要用于治疗眼、耳、鼻、舌、口腔等疾病，淋巴结肿大、甲状腺肿大及免疫功能低下等症。

【手法】 各点掐 5~10 次。

心

【位置】 位于左手尺侧，手掌及手背部第四、五掌骨之间，近掌骨头处。

【作用】 主要用于治疗心律不齐、心绞痛、心力衰竭、心脏瓣膜病、休克、失眠、健忘等症。

【手法】 以拇指端从手腕或手背向手指方向压或推按 5~10 次或按摩 5~10 次。

肺和支气管

【位置】 肺反射区位于双手掌侧，横跨第二、三、四、五掌骨，靠近掌指关节区域。支气管反射区位于中指第三近节指骨。中指根部为反射敏感点。

【作用】 主要用于治疗肺与支气管疾患（如肺炎、支气管炎、肺结核、哮喘、胸闷等）、鼻炎、皮肤病、心脏病、便秘、腹泻等症。

【手法】 从尺侧向掌侧推按 10~20 次，由中指根部向指尖方向推按 10~20 次，掐按中指根部敏感点 10~20 次。

食管、气管

【位置】 双手拇指近节指骨桡侧，赤白肉际处，紧邻胃反射区。

【作用】 主要用于治疗食管炎症、食管肿瘤、气管疾病等症。

【手法】 向指根方向推按或掐按 20 次左右。

胃

【位置】 位于双手第一掌骨体远端处。

【作用】 主要用于治疗胃炎、胃溃疡、胃下垂等胃部疾患，消化不良、胰腺炎、糖尿病、胆囊疾患等。

【手法】 向手腕方向推按 10~30 次。

胰腺

【位置】 位于双手胃反射区与十二指肠反射区之间，第一掌骨体中部。

【作用】 主要用于治疗胰腺炎、胰腺肿瘤、消化不良、糖尿病等病症。

【手法】 向手腕方向推按 10~30 次。

胆囊

【位置】 位于右手的掌侧和背侧，第四、五掌骨之间，紧靠肝反射区的腕侧近第四掌骨处。

【作用】 主要用于治疗胆囊炎、胆石症、胆道蛔虫症、厌食、消化不良、高脂血症、胃肠功能紊乱、肝脏疾患、失眠、惊恐不宁、皮肤病、痤疮等病症。

【手法】 按压或拿捏 10~20 次。

肝

【位置】 位于右手手掌第四掌骨、第五掌骨间，近掌骨头处。

【作用】 主要用于治疗肝脏疾患（如肝区不适、肝炎、肝硬化等）、消化系统疾患（腹胀、腹痛、消化不良等）、血液系统疾病、高脂血症、肾脏疾患、眼病、眩晕、扭伤、指甲疾患等。

【手法】 自手腕向手指方向轻轻按摩5~10次。

甲状腺

【位置】 位于双手掌侧第一掌骨近心端起至第一、二掌骨之间，转向拇指尖方向至虎口边缘连成带状区域。转弯处为反射区敏感点。

【作用】 主要用于治疗甲状腺功能亢进、甲状腺功能减退、甲状腺炎、甲状腺肿大、甲状腺性心脏病、心悸、失眠、烦躁、肥胖、小儿生长发育不良等病症。

【手法】 从桡侧赤白肉际处推向虎口10~20次，按揉敏感点10~30次。

脾

【位置】 位于左手掌侧第四、五掌骨间（中段远端），膈反射区与横结肠反射区之间。

【作用】 主要用于治疗炎症、发热、贫血、高血压、肌肉酸痛、舌炎、唇炎、食欲不振、消化不良、皮肤病等症。

【手法】 点按10~20次。

肾上腺

【位置】 位于第二、三掌骨间，距第二、三掌骨头约有一拇指宽的距离。

【作用】 主要用于治疗肾上腺功能亢进或低下、各种感染、炎症、过敏性疾病、哮喘、风湿病、心律不齐、晕厥、糖尿病、生殖系统疾病等病症。

【手法】 点按10~30次。

肾

【位置】 位于双手掌中央，于肾上腺反射区的下部，相当于劳宫穴处。

【作用】 主要用于治疗急慢性肾炎、肾结石、肾功能不全、尿路结石、高血压、贫血、慢性支气管炎、骨折、斑秃、眩晕、耳鸣、水肿、前列腺炎、前列腺增生等病症。

【手法】 点按 10~30 次。

腹腔神经丛

【位置】 位于双手掌侧第二、三掌骨及第三、四掌骨之间，肾反射区的两侧。

【作用】 主要用于治疗胃肠功能紊乱、腹胀、腹泻、胸闷、呃逆、烦躁、失眠、头痛、更年期综合征、生殖系统疾患等病症。

【手法】 围绕肾反射区两侧由指端向手腕方向推按 10~30 次。

膀胱

【位置】 位于掌面的下方，大小鱼际交接处的凹陷中，其下为头状骨骨面。

【作用】 主要用于治疗肾、输尿管、膀胱等泌尿系统疾病。

【手法】 向手腕方向点按 10~30 次。

输尿管

【位置】 位于双手掌中间位置，肾反射区和膀胱反射区之间的带状区域。

【作用】 主要用于治疗输尿管结石、尿路感染、肾积水、高血压、动脉硬化等病症。

【手法】 向手腕方向推按 10~30 次。

生殖腺

【位置】 位于双手掌根部腕横纹中点处。相当于手厥阴心包经的大陵穴。

【作用】 主要用于治疗性功能低下、不孕症、不育症、月经不调、子宫肌瘤、前列腺增生等病症。

【手法】 按揉 10~30 次。

前列腺、子宫、阴道、尿道

【位置】 位于双手掌侧腕横纹中点两侧的带状区域。

【作用】 主要用于治疗前列腺炎、前列腺增生、尿路感染、尿道炎、阴道炎、白带增多等生殖系统疾病。

【手法】 由中间向两侧分推 30~50 次。

腹股沟

【位置】 位于双手掌侧腕横纹的桡侧端，桡骨头凹陷处，距手腕骨约 2 寸处。相当于手太阴肺经的太渊穴。

【作用】 主要用于治疗生殖系统病变、性功能低下、前列腺增生、年老体弱等病症。

【手法】 按揉 10~30 次。

胃脾大肠区

【位置】 位于手掌面，第一、二掌骨间的椭圆形区域。

【作用】 主要用于治疗消化不良、食欲不振、腹胀、腹泻、贫血、皮肤病等病症。

【手法】 按揉 30~50 次。

胸腔呼吸器官区

【位置】 位于手掌侧，拇指指间关节横纹至腕横纹之间的区域。

【作用】 主要用于治疗胸闷、咳嗽、气喘等呼吸系统疾病。

【手法】 向腕横纹推按 10~30 次。

十二指肠

【位置】 位于双手掌侧，第一掌骨体近端，胰反射区下方，具体位于胸腔呼吸器官区和甲状腺反射区之间的位置。

【作用】 主要用于治疗十二指肠炎、十二指肠溃疡、食欲不振、腹胀、消化不良等疾病。

【手法】 向手腕方向推按 10~30 次。

小肠

【位置】 双手掌心结肠反射区及直肠反射区所包围的区域。

【作用】 主要用于治疗小肠炎症、腹泻、肠功能紊乱、消化不良、心律失常、失眠等疾病。

【手法】 向手腕方向快速、均匀推按 10~30 次。

盲肠、阑尾

【位置】 位于右手掌侧，第四、五掌骨底与腕骨结合部近尺侧。

【作用】 主要用于治疗腹泻、腹胀、便秘、消化不良、阑尾炎及其术后腹痛等病症。

【手法】 掐揉 10~30 次。

回盲瓣

【位置】 位于右手掌侧，第四、五掌骨底与腕骨结合部近桡侧，盲肠阑尾反射区斜上方。

【作用】 主要用于治疗下腹胀气、腹痛、回盲瓣功能失常等病症。

【手法】 掐揉 10~30 次。

升结肠

【位置】 位于右手掌侧，第四、五掌骨之间，腕掌关节结合部之盲肠阑尾、回盲瓣反射区全四、五掌骨体中部，约平虎口水平之间的带状区域。

【作用】 主要用于治疗腹泻、腹痛、便秘、结肠炎、结肠肿瘤等病症。

【手法】 向手指方向推按 10~30 次。

横结肠

【位置】 位于右手掌侧，升结肠反射区至虎口之间的带状区域；左手掌侧与右手相对应的区域，其尺侧接降结肠反射区。

【作用】 主要用于治疗腹泻、腹痛、便秘、结肠炎等病症。

【手法】 右手自尺侧向桡侧推按，左手自桡侧向尺侧推按，10~30 次。

降结肠

【位置】 位于左手掌侧，平虎口水平，第四、五掌骨之间至腕骨之间的带状区域。

【作用】 主要用于治疗腹泻、腹痛、便秘、结肠炎等病症。

【手法】 向手腕方向推按 10~30 次。

肛管、肛门

【位置】 位于左手掌侧，第二腕掌关节处，紧邻乙状结肠反射区。

【作用】 主要用于治疗肛门周围炎、痔疮、肛裂、便血、便秘、脱肛等病症。

【手法】 掐按 10~30 次。

二、手背部反射区（图 3-11）

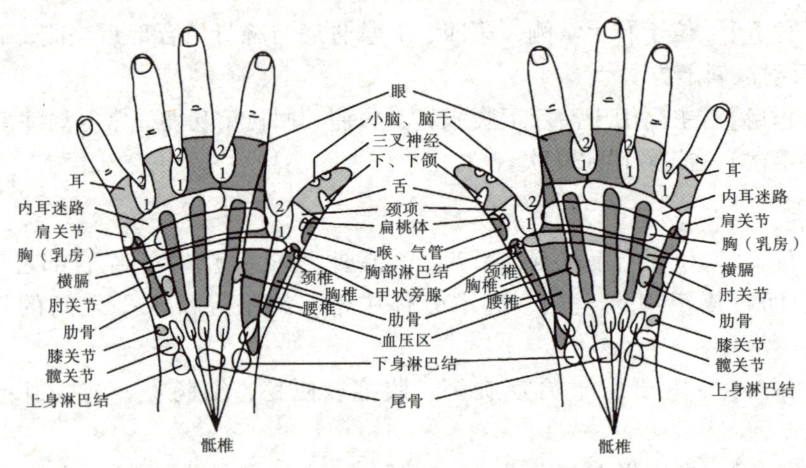

图 3-11 手背部反射区简图

1. 颈肩后区；2. 头颈淋巴结

小脑、脑干

【位置】 位于双手掌侧，拇指指腹尺侧面，即拇指末节指骨体近心端 1/2 尺侧缘。左小脑、脑干反射区在右手，右小脑、脑干反射区在左手。

【作用】 主要用于治疗头痛、头晕、失眠、记忆力减退、震颤麻痹等病症。

【手法】 由指尖向指根方向推按，或掐按 10~30 次。

三叉神经

【位置】 位于双手掌面，拇指指腹尺侧缘远端，即拇指末节指腹远端 1/2 尺侧缘。左三叉神经反射区在右手上，右三叉神经反射区在左手上。

【作用】 主要用于治疗偏头痛、牙痛、眼眶痛、面神经麻痹、三叉神经痛等疾病。

【手法】 向虎口方向推按或掐按 10~20 次。

内耳迷路

【位置】 位于双手背侧，于第三、四掌指关节、第五掌指关节间及第三、四、五指指根部的结合处。

【作用】 主要用于治疗头晕、晕车船、梅尼埃病、耳鸣、高血压、低血压、平衡障碍等病症。

【手法】 以拇指、示指指端沿指缝向手指方向推按5~10次。

喉、气管

【位置】 位于双手拇指近节指骨背侧中央。

【作用】 主要用于治疗气管炎、咽喉炎、咳嗽、气喘、上呼吸道感染、声音嘶哑等病症。

【手法】 向手腕方向推按10~20次。

舌、口腔

【位置】 位于双手拇指背侧，指间关节横纹的中央处。

【作用】 用于治疗口舌生疮、味觉异常、口腔溃疡、口干唇裂、口唇疱疹等病症。

【手法】 掐按或点按10~20次。

扁桃体

【位置】 位于双手拇指近节背侧正中线肌腱的两侧，也就是喉、气管反射区的两侧。

【作用】 主要用于治疗扁桃腺炎、上呼吸道感染、发热等病症。

【手法】 向指尖方向推按，每侧10~20次。

上、下颌

【位置】 位于双手拇指背侧，拇指指间关节横纹与上下最近皱纹之间的带状区域。横纹远侧为上颌，横纹近侧为下颌。

【作用】 主要用于治疗龋齿、牙周炎、牙龈炎、牙周病、牙痛、口腔溃疡、颞下颌关节炎、打鼾等病症。

【手法】 由尺侧向桡侧推按或掐点10~20次。

胸、乳房

【位置】 位于手背第二、三、四掌骨远端处。

【作用】 主要用于治疗胸部疾患、各种肺病、食管病症、心脏病、乳房疾患、胸闷、乳汁不足、胸部软组织损伤、重症肌无力等疾病。

【手法】 向腕背方向推按或掐按 10~20 次。

横膈

【位置】 位于双手背侧，横跨第二、三、四、五掌骨中点的带状区域。

【作用】 主要用于治疗呃逆、腹痛、恶心、呕吐等病症。

【手法】 由桡侧向尺侧推按 20 次。

甲状旁腺

【位置】 位于双手桡侧第一掌指关节脊部凹陷处。

【作用】 主要用于治疗甲状旁腺功能低下或亢进、佝偻病、低钙性肌肉痉挛、心脏病、各种过敏性疾病、腹胀、白内障、心悸、失眠、癫痫等疾病。

【手法】 点按 20 次左右。

胸腺淋巴结

【位置】 位于第一掌指关节尺侧处。

【作用】 主要用于治疗各种炎症、发热、囊肿、癌症、肌瘤、乳腺炎、乳房或胸部肿块、胸痛、免疫力低下等病症。

【手法】 点按 20 次左右。

上身淋巴结

【位置】 位于双手背部尺侧，手背腕骨与尺骨之间的凹陷中。

【作用】 主要用于治疗各种炎症、发热、囊肿、肌瘤、免疫力低下、癌症等病症。

【手法】 掐按 20 次左右。

下身淋巴结

【位置】 位于手背桡侧缘，手背腕骨与前臂桡骨之间的凹陷处。

【作用】 主要用于治疗各种炎症、发热、水肿、囊肿、肌瘤、蜂窝织炎、免疫力低下等病症。

【手法】 掐按 20 次左右。

脊柱

【位置】 手背侧第一、二、三、四、五掌骨体处均为脊柱反射区。

【作用】　主要用于治疗颈椎病、落枕、背部不适、腰部酸痛、腰肌劳损、腰椎间盘突出症等病症。

【手法】　向手腕推按 20 次左右。

颈椎

【位置】　位于手背拇指近节桡侧以及第三掌骨体远端，即整个掌骨体的 1/5 段。

【作用】　主要用于治疗颈椎病、落枕、颈项酸痛或僵硬等病症。

【手法】　向手腕方向推按 20 次左右。

胸椎

【位置】　位于双手背侧，约在第一、三掌骨远端的 1/2 段处。

【作用】　主要用于治疗颈、肩、背部软组织损伤，循环和呼吸系统疾病引起的胸痛、胸闷等，胸椎病变。

【手法】　向手腕方向推按，各 10~20 次。

腰椎

【位置】　位于拇指第一掌骨桡侧缘，即第一掌骨体下 1/2 段和第三掌骨近端的 1/2 段处。

【作用】　主要用于治疗腰酸背痛、急性腰扭伤、慢性腰肌劳损、腰椎骨质增生、腰椎间盘突出症等各种腰椎病变，坐骨神经痛等病症。

【手法】　向手腕方向推按，各 10~20 次。

骶骨

【位置】　位于手背侧，各腕掌关节结合处。

【作用】　主要用于坐骨神经痛、腰骶劳损、便秘等病症。

【手法】　向手腕方向掐按，各 10~20 次。

尾骨

【位置】　手背侧，腕背横纹区域。

【作用】　主要用于治疗骶尾骨部损伤、疼痛等病症。

【手法】　找到敏感点后，掐按 20 次左右。

肋骨

【位置】　位于双手背侧，内侧肋骨反射区位于第二掌骨体中部偏远端的桡侧；外侧肋骨反射区位于第四、五掌骨之间，近掌骨底的凹陷中。

【作用】 主要用于治疗肋骨病变、肋软骨炎、肋膜炎、胸闷、胸痛、胸膜炎、胸胁疼痛等病症。

【手法】 点按 10~20 次。

肩关节

【位置】 位于第五掌指关节尺侧凹陷处。手背部为肩前部反射区，赤白肉际处为肩中部反射区，手掌尺侧缘是肩后部反射区。

【作用】 主要用于治疗肩关节周围炎、肩部损伤、肩峰下滑囊炎等肩部疾病。

【手法】 掐按 20 次左右。

肘关节

【位置】 位于手背侧，第五掌骨体中部尺侧缘处。

【作用】 主要用于治疗网球肘、学生肘、矿工肘等肘部病痛，髌上滑囊炎、半月板损伤、侧副韧带损伤、增生性关节炎等膝部疾病。

【手法】 按揉或掐揉 20 次左右。

髋关节

【位置】 位于双手背侧，尺骨和桡骨茎突骨面的周围。

【作用】 主要用于治疗髋关节疼痛、坐骨神经痛、肩关节疼痛、腰背痛等病症。

【手法】 按揉 20 次左右。

膝关节

【位置】 位于第五掌骨近端尺侧缘与腕骨所形成的凹陷处。手背部为膝前部，赤白肉际处为膝两侧部，手掌部为膝后部。

【作用】 主要用于治疗膝关节病变和肘关节病变。

【手法】 掐揉或点按 20 次左右。

颈肩区

【位置】 位于双手各指根部近节指骨的两侧及各掌指关节结合部。手背面为颈肩后区，手掌面为颈肩前区。

【作用】 主要用于治疗颈椎病、肩周炎等各种颈肩部病痛。

【手法】 向指根推按或掐按，各 5~10 次。

血压区

【位置】　位于手背，第一掌骨、阳溪穴、第二掌骨所包围的区域及示指近节指骨近端 1/2 的桡侧。

【作用】　主要用于治疗高血压、低血压、头痛、头昏、眩晕、呕吐、发热、胃痛、便秘等病症。

【手法】　按揉本区域 10~20 分钟。

第四章　常见病症手部按摩疗法

第一节　呼吸系统疾病的手部按摩疗法

一、感冒

感冒俗称“伤风”，是一种常见的外感性疾病，是病毒或细菌感染引起的上呼吸道炎症。该病一年四季均可发病，春、冬季节更为多见。感冒一般症状较轻，大多数天即愈。本病临床症状先有鼻塞、流涕、咽痛、打喷嚏、畏寒，继发头痛、发热、咳嗽、全身酸痛等，并常伴有结膜充血、流泪等症，有时可有消化道症状。

中医认为感冒是因感风邪所致。当气候骤变，冷热失常，或出汗出门时，风寒、风热之邪就乘虚而入。

手部按摩对感冒有较好的疗效，它能增强机体免疫功能，提高机体的各项生理功能，使机体发挥其自身的抗病能力，抵抗病毒和细菌的感染，达到治病的目的。这是单纯药物疗法所不能达到的。

【有效穴位】

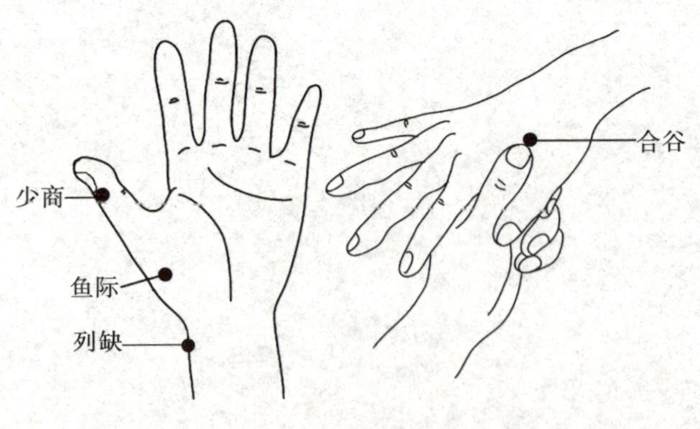

图 4-1　感冒有效穴位

可选择少商、鱼际、列缺等穴位，可灸合谷穴，并可同时按摩感冒点、退热点、颈项点（图 4-1）。

【有效反射区】

（图 3-10、图 3-11）

揉按肺、支气管、鼻、喉、气管、头颈淋巴结、胸腺淋巴结、肾、输尿管、膀胱、额窦、上下身淋巴结等反射区，重点按摩肺、支气管、胸腺淋巴结、头颈淋巴结等反射区。

【按摩手法】

（1）拿捏或按揉列缺、少商、鱼际等穴位各30~50次，并可灸合谷穴。若同时按摩感冒点、退热点、颈项点，可加强疗效。

（2）推按肾、输尿管、膀胱和肺反射区各100次。

（3）点按其他反射区各50次。

（4）点按感冒点、退热点各300次，按揉颈项点100次。

每天按摩2次，按摩后以微汗出，自觉舒适为宜，切勿发汗太过。

爱心贴士

（1）感冒期间，如发热、畏寒、酸痛等全身中毒症状明显者，应及时去医院诊治，必要时给予静脉用药，以防病情加重。

（2）每次按摩后宜盖被保温，避免再感风寒。全身肌肉酸痛较甚者，配合全身各酸痛处按摩，可明显减轻症状。

（3）合理用餐，养成良好的饮食习惯，不偏食、不挑食，荤素搭配，粗细均衡，以保证营养的全面供应，增强抵抗力。宜多食富含维生素C的食物，忌食油腻、寒凉食品。多喝淡盐开水，忌烟酒。

（4）治疗期间应注意休息，保证充足睡眠。

（5）适量进行一些体育锻炼，如跑步、骑自行车、做俯卧撑等，可提高免疫力和抗病能力，减少病邪的入侵。

（6）调节居住环境，适时开窗通风，保持屋内适宜的温度及湿度。平时要注意防寒保暖。尤其是在季节交替时，一定不要乱穿衣，老人、小孩更要注意。

（7）夏日可以藿香、佩兰泡茶饮用，以加强发汗解表的作用；冬季可煮生姜、大枣红糖水，以助祛寒解表之功效。

二、发热

发热是指由于致热原的作用使体温调定点上移而引起的调节性体温升高（超过0.5℃），是临床上最常见的症状。许多疾病在临床表现中均有发热。发热的病因有外感和内伤两个方面，以感冒发热居多。

成人发热运用手部按摩有利于缓解全身其他症状，具有通腑泄热的作用，清热作用一般，且主要用于感冒发热。

【有效穴位】

选择合谷、劳宫、十宣、少商等穴位（图4-2）。

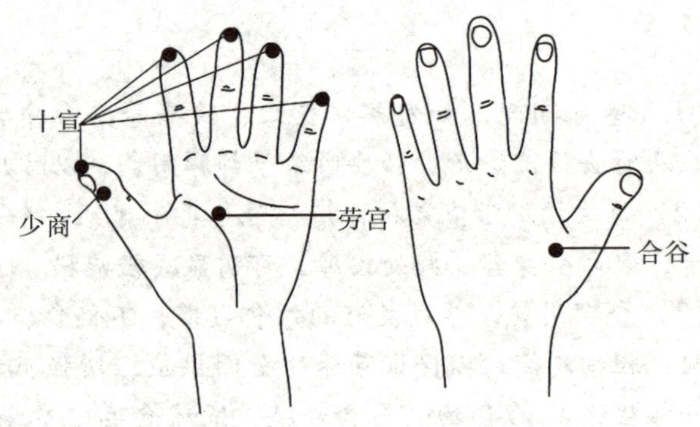

图4-2　发热有效穴位

【有效反射区】

按摩垂体、肾上腺、扁桃体、大脑、胸腺淋巴结、上身淋巴结、下身淋巴结、头颈淋巴结、肾、甲状腺、甲状旁腺、脾、输尿管、喉、气管等反射区（图3-10、图3-11）。

【按摩手法】

（1）按揉或拿捏劳宫穴、合谷穴各50~100次。

（2）稍用力切压少商穴、十宣穴各10~20次。

（3）按揉或推按反射区各100~150次，重点按摩垂体、肾上腺、扁桃体、胸腺淋巴结、上身淋巴结、下身淋巴结等反射区。

爱心贴士

(1) 若体温超过38.5℃必须口服退热药，服药半小时内要多饮温热水，服药1小时后开始物理降温。

(2) 对于既往有高热惊厥史患者，体温超过38℃即需口服退热药。若再次发生抽搐，立即附近医院就诊。

(3) 发热时，需要休息，应减少衣服、被褥，宜吃清淡的食物，多吃蔬菜、水果，忌食油腻辛辣食物，多饮开水。

(4) 要经常锻炼身体，增强机体的抵抗力。

(5) 经常保持室内空气流通。

(6) 气候变化时随时增减衣服，切勿出汗着凉。

三、咳嗽

咳嗽是肺、支气管和气管等脏器病变的常见症状之一，是机体对侵入气道病邪的保护性反应，常见于急、慢性气管炎哮喘、肺气肿、肺炎等疾病中。中医学将有声无痰称咳，有痰无声称嗽，同时伴有气喘、咽痛、声音嘶哑、咳痰或低气怯声等症状。凡外感或内伤导致肺气上逆，便致咳嗽。咳嗽有急性、慢性之分。前者为外感咳嗽，一般起病多较急、病程较短；后者为内伤咳嗽，一般起病较慢。

中医学认为咳嗽多为外邪侵袭，肺气失宣所为，也可由于脏腑功能失调，累及肺脏，肺气失肃降而发生。

手部按摩镇咳化痰有较好的效果。治疗时主要以宣肺、健脾、补肾为主，并根据不同类型的咳嗽进行适当加减。如果患者症状较为严重，并伴有其他脏器明显的病变，应考虑药物治疗为主，手部按摩可作为辅助疗法。

【有效穴位】

选择鱼际、合谷、神门、四缝等穴位（图4-3）。

【有效反射区】

推按或揉按肺、支气管、扁桃体、头颈淋巴结、胸腺淋巴结、上身淋巴结等反射区（图3-10、图3-11）。

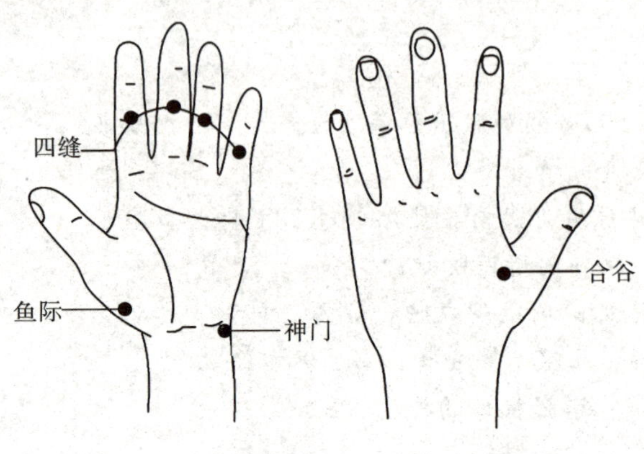

图 4-3　咳嗽有效穴位

【按摩手法】

（1）推按或按揉肺、支气管反射区各 100 ~ 150 次，再用力点按，以局部出现酸痛为度。

（2）切按扁桃体、头颈淋巴结、胸腺淋巴结、上身淋巴结反射区各 50 ~ 100 次。以相同手法按摩鱼际穴、合谷穴、神门穴、四缝穴各 50 次。

爱心贴士

（1）感冒所致的咳嗽，按摩至咳嗽停止后，再按摩 2 周，以巩固疗效；慢性支气管炎、哮喘、肺气肿等呼吸系疾病和其他脏器所致的咳嗽，按摩作为辅助疗法要长期使用；慢性咳嗽，在缓解期间，应注意补虚固本，防止复发。

（2）咳嗽患者，四时起居要顺应气候。在气候变化时要保持身体温暖，尤其要注意胸腹部保暖，避免身体再感风寒。

（3）饮食宜清淡，戒绝烟酒。饮食应以新鲜蔬菜为主，适当吃豆制品，荤菜量应当减少，可食少量瘦肉或禽、蛋类食品。食物宜以蒸煮为主。水果可以给予梨、苹果、柑橘等，量不必多。

（4）宜多喝水。除满足身体对水分的需要外，充足的水分可帮助稀释痰液，使痰易于咳出，并可增加尿量，促进有害物质的排泄。

（5）咳嗽时不宜吃冷饮或冷冻饮料，从冰箱里取出的牛奶最好加热后再喝。“过敏性咳嗽”的患者更不宜喝碳酸饮料，以免诱发咳嗽发作。酸食常敛痰，使痰不易咳出，以致加重病情，使咳嗽难愈。

（6）休息可减轻病情，咳嗽患者要注重休息。

（7）同时在平日，患者应加强体育锻炼，增强体质，提高抗病能力。

四、哮喘

哮喘俗称“气喘”，是一种反复发作的过敏反应性疾病，是由于气管和支气管对各种刺激物的刺激不能适应，而引起的支气管平滑肌痉挛、黏膜肿胀、分泌物增加，从而导致支气管管腔狭窄。临床表现为发作性的带有哮鸣音的呼吸困难，持续数分钟至数小时，可自行或经治疗后缓解。哮喘可发生于任何年龄，一年四季都可发作，尤以寒冷季节气候急剧变化时发病较多。严重者可并发支气管扩张、肺气肿等症。

中医理论认为，哮喘的形成主要是由于气机升降出纳失常所致，并且与肺、肾二脏的功能状况密切相关，因为肺为气之主，主呼气；肾为气之根，主纳气。若肺肾功能失常，再遇诱发因素，就会扰乱气机的升降出纳，从而发为哮喘。

手部按摩是防治哮喘常用的辅助方法。对于慢性患者来说，要坚持比较长期的治疗，如能在季节变化之前给予预防性治疗，常能使发作减轻、减少或不出现急性发作。

【有效穴位】

选择尺泽、太渊、孔最、中泉等穴位（图 4-4）。

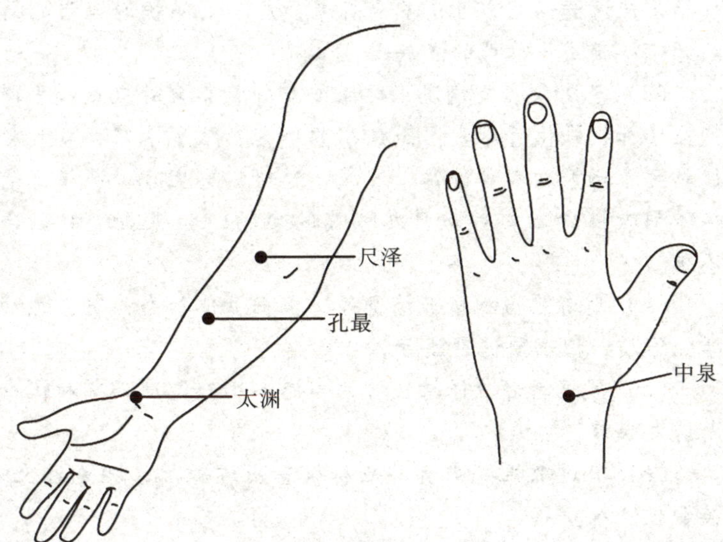

图 4-4 哮喘有效穴位

【有效反射区】

按摩肾、垂体、输尿管、膀胱、肺、鼻、胸腔呼吸器官区、淋巴结各区、大肠各区、颈椎、胸椎、胃、胆、肝、脾等反射区（图3-10、图3-11）。

【按摩手法】

（1）按揉尺泽、孔最、太渊、中泉各50次。

（2）从拇指开始按摩，经太渊穴、孔最穴以至尺泽穴直至肩膀部位。

（3）用拇指或中指揉掐左右手的太渊穴、中泉穴。

（4）点按或推按上述反射区各穴各200次。

手部按摩每天1次，应坚持长期治疗。季节变化前更应加强，可早晚各1次。连续几年后，哮喘发作明显减少、减轻时，可逐渐减量至原操作次数的一半，或改为隔天1次。

爱心贴士

（1）由于哮喘病程长且易复发，患者应有与疾病做长期斗争的心理准备。哮喘治疗应以药物为主，手部按摩为辅。

（2）防止呼吸道感染，调节免疫功能，注意季节性保暖。哮喘患者应注意保护自己，不要着凉，尤其要保护好自己的前胸和后背，从而减少哮喘的发病率。

（3）患者饮食宜清淡，要保证各种营养素的充足和平衡，特别应增加抗氧化营养素，如β胡萝卜素、维生素C、维生素E及微量元素硒等。不宜过饱、过咸、过甜，忌生冷、酒精、辛辣厚味等刺激性食物。对易引发哮喘的食物，如绿豆、西瓜等尽量不吃。

（4）患者应当积极锻炼身体，根据身体状态，适当运动，以增强体质，但不要过度疲劳。

（5）哮喘患者应保持良好的心态，切忌过度兴奋和忧虑，以免诱发疾病。

（6）有过敏性病史者，应积极查明过敏原，避免再次吸入、接触或食入。

五、慢性支气管炎

慢性支气管炎简称慢支，是常见病、多发病，多见于呼吸系统功能较弱者，是由急性支气管炎未及时治疗，经反复感染，长期刺激，如吸烟、吸入粉尘、病毒细菌感染、机体过敏、气候变化、大气污染等诱发形成。该病常为病毒感染，继之合并细菌感染。主要症状为反复性慢性咳嗽、咯痰，伴气喘等。且早、晚咳嗽加重，痰多呈白色，稀薄或黏稠。若经久不愈，可变生他病。由于慢性支气管炎的影响，患者体质减弱，免疫力逐渐下降，遇寒冷天气或天气变化，容易患感冒，而感冒又会诱发慢性支气管炎的急性发作，形成恶性循环。

中医学认为，有风寒、风热、燥火、七情伤感、脾虚不运、湿痰浸肺、阴虚火灼、肺失宣降、气逆于上而咳喘咯痰，形成慢性支气管炎。

长期坚持手部穴位按摩对慢性支气管炎有显著的疗效。

【有效穴位】

选择合谷、太渊、鱼际、三间等穴位（图4-5）。

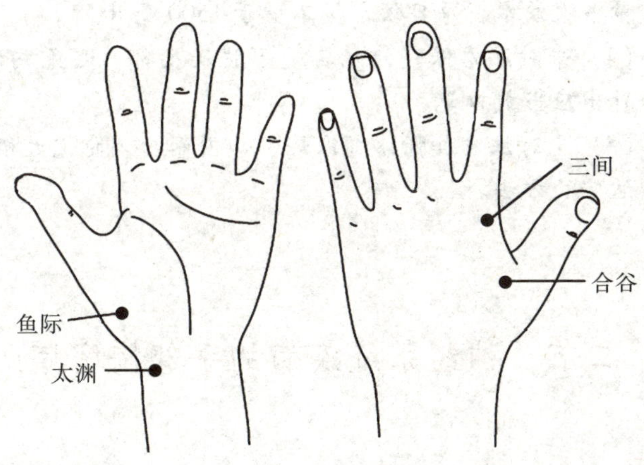

图4-5　慢性支气管炎有效穴位

【有效反射区】

按摩肺、支气管、喉、气管、扁桃体、头颈淋巴结、肾、甲状腺、甲状旁腺、上身淋巴结、下身淋巴结、肾上腺、脾、心、胃、鼻等反射区（图 3-10、图 3-11）。

【按摩手法】

（1）按揉或推按反射区各 100~150 次，重点按摩肺、支气管、喉、气管、扁桃体、头颈淋巴结、肾反射区，双手交替按摩。

（2）点按或拿捏合谷穴、太渊穴、鱼际穴、三间穴各 50~100 次。

爱心贴士

（1）长期运用手部按摩防治慢性支气管炎可显著改善症状，减少或减轻该病的发作。对于急性发作者，或合并哮喘，或合并明显的心肺病变，应以药物治疗为主，手部按摩为辅。

（2）居住和工作环境安静整洁，空气清新，防止潮湿阴暗，避免烟雾、粉尘和刺激性气体对呼吸道的影响。

（3）饮食上应多吃高蛋白、高热量、高维生素、低脂、易消化的食物。注意食物不可太咸，忌油炸、易产气的食物，此外，应少量多次饮水，每日饮水量不少于 1500 毫升。

（4）平时注意保暖，尤其是下肢及足部。避免胸背部受寒，天冷外出应当戴口罩。

（5）平时注意加强体育锻炼，如内养功、简化太极拳等都是比较适宜的方法。

第二节　神经系统疾病的手部按摩疗法

一、失眠

失眠又称“不寐”，是以经常不易入睡，或者睡后易醒，或者睡后梦多，严重者彻夜不眠为主要特征的神经功能性疾病。引起失眠的原因很多，如躯体疾病、精神情感因素、生活方式以及环境因素等，使大脑皮质兴奋与抑制失调，功能紊乱导致难以入睡而产生失眠。神经衰弱也是失眠的一大原因。因为工作的关系，长期睡眠不足，最终可导致神经衰弱，而神经衰弱又反过来影响睡眠。

中医学认为，无论何种原因导致的失眠，主要的病理机制都是脏腑功能失调。如心脾两虚、心肾不交、阴虚火旺、肝阳上亢、心胆气虚、脾胃不和等均可内扰心神而致失眠。

按摩手部与心、肾相关的穴位是取得较好治疗效果的关键。不论何种原因导致的失眠，按摩与心、肾相关的穴位必不可少。手部按摩可以起到镇静安眠的目的。

【有效穴位】

选择神门、合谷、内关、中冲、大陵等穴位（图 4-6）。

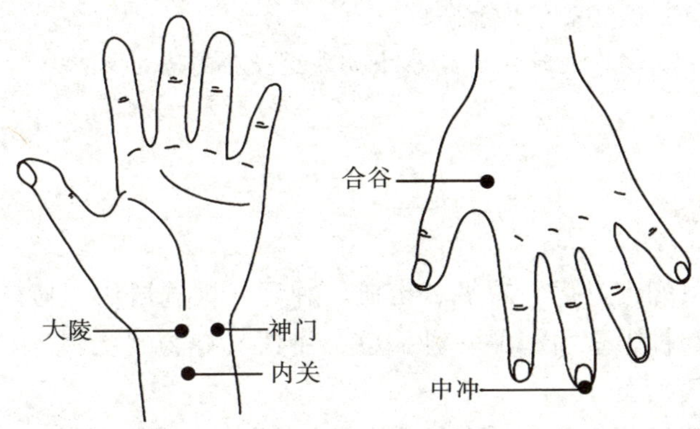

图 4-6 失眠有效穴位

【有效反射区】

按摩大脑、小脑、脑干、垂体、腹腔神经丛、甲状腺、心、肾、膀胱、输尿管、脾、肝、胃、甲状旁腺等反射区（图 3-10、图 3-11）。

【按摩手法】

（1）点揉或拿捏神门、合谷、内关、中冲、大陵等穴位各 50~100 次，力度以疼痛为宜。重点在神门、合谷穴，可用拇指指甲爪切 20~30 次，加强刺激。

（2）按揉或推按各反射区 100~150 次，重点按摩大脑、小脑、脑干、垂体、腹腔神经丛、甲状腺、心、肾等反射区，双手交替按摩。

爱心贴士

（1）患者应调整并缓和生活节奏，保持乐观、知足常乐的良好心态。消除心理压力，避免精神紧张，避免劳累。

（2）患者饮食要有规律性，饮食应清淡，多吃蔬菜、水果，多吃补脑安神的食物，如小米、红枣、樱桃等。忌烟酒。

（3）患者应适当加强体育锻炼。每天运动1~2次，每次20~30分钟，非常助于睡眠。根据自己的身体状况制订运动计划，最好在清晨或下午进行，不要在睡前运动，以免身体兴奋反而难以入睡。

（4）睡前用热水泡脚20~40分钟，清除环境噪声干扰，既可消除疲劳，又有助于安眠。

（5）临睡时饮适量热牛奶或莲子粥可帮助入睡。

二、头痛

头痛是由颅内炎症、缺氧、出血、肿瘤、机械损伤、脑神经及鼻窦病变等神经、精神因素引起的一种病症，中医又称为“头风”、“脑风”，分外感和内伤两大类。

外感头痛发病较急，病势较剧烈，性质多表现为跳痛、胀痛、灼痛、重痛，痛无休止，常伴有畏寒发热，或背疹酸痛，或项背强直不舒，或鼻塞流涕、面红目赤、尿黄便秘等症，多兼风、寒、热等表证，以实证多见。外感头痛病程短，内损小，易治愈。

内伤头痛起病缓慢，疾痛性质多表现为隐痛、空痛、昏痛，时作时止，遇到劳累头痛症状会加重。头部本身疾病及全身疾病都可引起头痛。头痛是多种多样的，大多位于前额部、颞部、眼眶部，局限于一侧或双侧，个别出现后脑痛，持续时间不等。

中医学认为，头痛的病因多因外感（六淫）和内伤（七情）所致。外感头痛，以风邪为多；内伤头痛，多因七情内伤、脏腑失调、气血不足所致。

手部按摩对于慢性高血压的头痛、偏头痛、血管神经性头痛、感冒头痛及一些原因不明头痛有较好的疗效。

【有效穴位】

选择合谷、神门、阳池、虎口等穴位（图 4-7）。

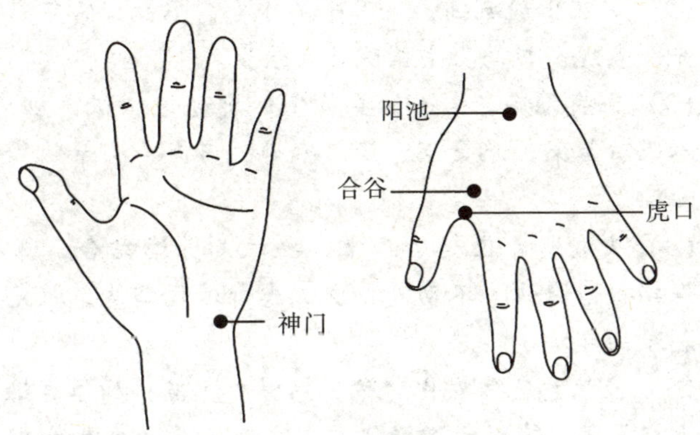

图 4-7　头痛有效穴位

【有效反射区】

按摩肾、肾上腺、膀胱、输尿管、肺、大脑、小脑、脑干、三叉神经、头颈淋巴结、肝、大脑等反射区（图 3-10、图 3-11）。

【按摩手法】

（1）点按各穴位 50~100 次，重点在神门穴、合谷穴，可再用拇指指甲切按合谷穴、神门穴各 20~30 次。

（2）按揉或推按肾、肾上腺、膀胱、大脑、小脑、三叉神经、头颈淋巴结等反射区各 100~150 次，力度以胀痛为宜。

（3）刮压输尿管、甲状腺反射区各 50 次，力度适中，速度中缓，每分钟 30~50 次为宜。

（4）各治疗区可反复交替使用，每日按摩 2 次，早晚各 1 次，10 天为 1 疗程。

爱心贴士

(1) 头痛若有明显改善，应积极查明原因，在综合治疗的基础上，继续运用手部按摩配合治疗以加强疗效。

(2) 突然出现剧痛，兼有手足冰冷、呕吐，常常是脑血管意外的先兆表现，应马上去医院就诊检查。

(3) 头痛久病者，饮食要节制，忌过饱过饥，应清淡饮食，多食水果、蔬菜，忌食烟、酒、咖啡、巧克力、辛辣等热性、兴奋性食品。

(4) 头痛患者应起居正常，要注意劳逸结合，保持平稳心态，保持心情愉快，不动怒，少忧虑，乐观豁达，避免紧张、激烈或刺激的环境。

(5) 应注意气候变化，防止感冒。适当参加体育锻炼，如慢跑、太极拳等，有助于增强体质，减轻头痛的发生和发展，但切勿过度疲劳。

(6) 平时应避免或减少日晒，头痛发作时宜进入安静而避光的环境，并卧床休息。女性在月经期尤其要注意休息。

三、神经衰弱

神经衰弱是一种以大脑功能障碍为特征的疾患，是最常见的神经官能症。神经衰弱是指大脑由于长期情绪紧张和精神压力，从而产生精神活动能力的减弱，其主要特征是精神易兴奋和大脑易疲劳，睡眠障碍、记忆力减退、头痛等，伴有各种躯体不适等症状。本病病程迁延，症状时轻时重，病情波动常与社会心理因素有关。大多数于16~40岁发病，从事脑力劳动者占多数。本病如处理不当可迁延达数年甚或数十年。如遇新的精神因素或休息不足，症状可重现或加剧。但是，神经衰弱是神经活动的功能性障碍，而不是器质性病变。因此，只要适当注意生活规律，经过及时合理的治疗都可以恢复健康。

中医认为，本病多由七情内伤，尤其与长期精神抑郁、思虑过度、精神紧张关系最为密切。由于情志内伤，往往导致脏腑气血阴阳失调，从而出现一系列临床症状。

手部穴位按摩可以起到疏肝解郁、通经活络的作用，对神经衰弱有很好的疗效。

【有效穴位】

选择神门、合谷等穴位（图 4-8）。

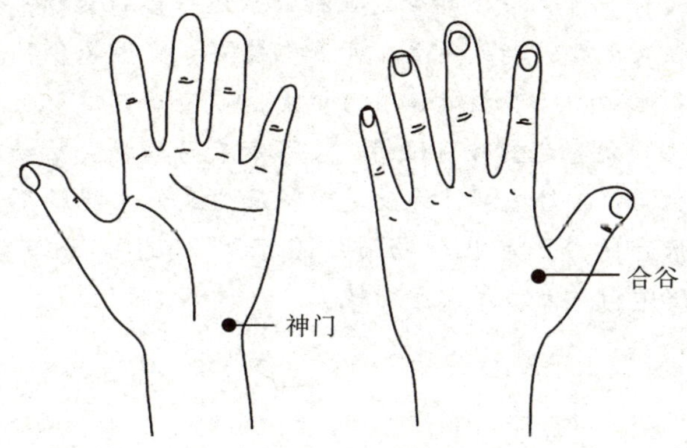

图 4-8　神经衰弱有效穴位

【有效反射区】

按摩大脑、垂体、腹腔神经丛、小脑、颈项、甲状腺、心、肾、上身淋巴结、下身淋巴结等反射区（图 3-10、图 3-11）。

【按摩手法】

（1）掐按手部的神门、合谷穴各 50~100 次，力度以酸痛为宜，各治疗区可反复交替使用，每日 2 次，早晚各 1 次，直至治愈。

（2）推压大脑、小脑、脑干、腹腔神经丛、颈项、甲状腺等各反射区 50~100 次，力度稍重。

（3）按揉心、脾、肾、肾上腺等反射区各 50~100 次。

（4）双指捏按上身淋巴结、下身淋巴结反射区各 30~50 次。

爱心贴士

（1）改善生活和工作环境，调整情绪，保持心情愉快，减少紧张刺激。要注意劳逸结合，避免长期紧张而繁重的工作，必要时可减轻学习或工作量，待疾病缓解后，再恢复原来的学习和工作。

（2）忌食甜食，甜食是让神经系统兴奋的食物，食用后会增加大脑兴奋度，加重病情。可多吃桂圆、核桃等食品。睡前不宜摄入其他对神经有刺激作用的食物。

（3）定期进行体育锻炼，多参加有益的社会活动。定期运动有利于治疗神经衰弱，运动是对抗压力最好的缓解剂，能消耗一些紧张时所分泌的化学物质，还可放松肌肉。适宜的运动有散步、慢跑、练太极拳或气功等。

四、面瘫

面瘫指面部肌肉麻痹，运动障碍，出现口眼歪斜等症状。本病由于面神经急性非化脓性炎症所致者，称为面神经炎，亦称周围性面神经麻痹或贝耳麻痹。由于脑血管疾病、脑炎、脑肿瘤及脑外伤等引起者，为中枢性面神经麻痹。

周围性面神经麻痹通常急性发作，突然一侧面部表情肌瘫痪，前额皱纹消失，眼裂扩大，鼻唇沟平坦，口角下垂，面部被牵向健侧。患侧不能皱眉、蹙眉、闭目、露齿、鼓腮等，闭目不紧，露睛流泪，进食咀嚼时食物常留在患侧齿颊之间，饮水、漱口时水由患侧口角漏出。发病年龄多在20~30岁，男性较多。其特点是上下两组面肌均出现麻痹，且有肌肉萎缩。

中枢性面神经麻痹往往伴随脑血管疾病、脑炎、脑肿瘤及脑外伤等，多见于中老年人。特点是上组面肌不受影响，仅有下组面肌麻痹，且无面肌萎缩。

手部按摩治疗周围性面神经麻痹效果很好，对中枢性面神经麻痹治疗效果较差，需配合相应的对症治疗。

【有效穴位】

选择合谷、阳溪、曲池、后溪、阳谷、列缺等穴位（图 4-9）。

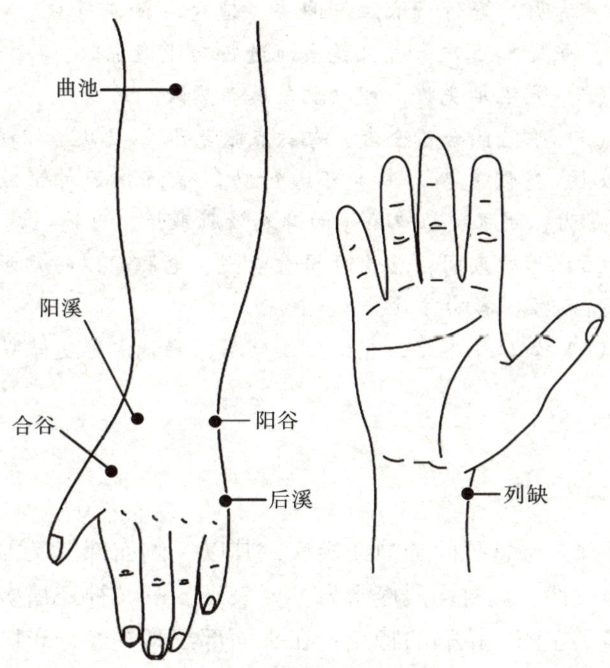

图 4-9　面瘫有效穴位

【有效反射区】

按摩大脑、小脑、三叉神经、上颌、下颌、眼、头颈淋巴结、肾、输尿管、膀胱、肺等反射区（图 3-10、图 3-11）。

【按摩手法】

（1）按揉合谷、阳溪、曲池、后溪、阳谷、列缺等穴位各 200 次，力度适中，以得气为度。

（2）按揉和点揉上述反射区各 100~200 次，重点按摩刺激大脑、小脑、三叉神经、上颌、下颌、眼、头颈淋巴结等反射区。

每天按摩 1 次，10 次为 1 个疗程。一般治疗 3 个疗程。

爱心贴士

（1）患者每天可配合自我按摩头面局部相关穴位，如太阳、鱼腰、睛明、攒竹、承泣、迎香、地仓、颊车等穴。每次5~10分钟，每天3~5次。并且适当地进行功能锻炼。

（2）宜温水洗脸，可以配合患部热敷。

（3）眼睑闭合不全者，每日点眼药水2~3次，以防感染。

（4）在恢复期，患者可进行功能锻炼，如对镜做蹙眉、皱鼻、露齿、闭眼、拉口角等面部表情肌锻炼，可缩短病程。

（5）治疗期间，忌长时间看电视、电脑，以防用眼过度，导致眼睛疲劳，影响疗效。

（6）如正处冬季，外出应戴口罩，避免面部受风寒。

五、三叉神经痛

三叉神经痛是最常见的脑神经疾病，其以一侧面部三叉神经分布区内反复发作的阵发性、短暂剧烈疼痛为主要表现。三叉神经痛多发生于中老年人，右侧多于左侧。该病的特点：在头面部三叉神经分布区域内，发病骤发，表现为骤停、闪电样、刀割样、烧灼样、顽固性、难以忍受的剧烈性疼痛。说话、洗脸、刷牙或微风拂面，甚至走路时都会导致阵发性剧烈疼痛。该病的疼痛历时数秒或数分钟，疼痛呈周期性发作，发作间歇期同正常人一样。三叉神经痛根据发病原因，可分为原发性和继发性两种。原发性三叉神经痛病因不详，继发性三叉神经痛多由中耳炎、牙痛、脑血管病、肿瘤、鼻窦炎、眼病等引发。

三叉神经痛在中医上又称面痛。由于阳明经受风寒、风毒传入而凝滞不行，故引发面痛；或由于情感内伤，郁而化火，肝火上扰所致；气血瘀滞，阻塞经络，不通则痛。临床以肝胆风火和阳明燥热者多见。

三叉神经痛是一种顽固难治之症，至今尚无特效疗法。手部按摩治疗原发性三叉神经痛有一定的疗效，通过几个疗程的治疗可减少疼痛发作的次数、减轻疼痛。如能坚持，也有治愈的机会。对于继发性三叉神经痛，手部按摩只是一个辅助方法，以止痛为目标。

【有效穴位】

选择商阳、合谷、阳谷、八邪等穴位（图 4-10）。

【有效反射区】

按揉或推按三叉神经、大脑、小脑、脑干、颈项、上身淋巴结、肾、肾上腺、膀胱、输尿管、舌、口腔、眼、耳等反射区（图 3-10、图 3-11）。

【按摩手法】

（1）点按或掐揉商阳、合谷、阳谷、八邪等穴位 50～100 次，力度适中，以酸痛为佳。

（2）按揉或推按反射区各 100～150 次，重点按摩三叉神经、大脑、小脑、脑干、颈项等反射区。

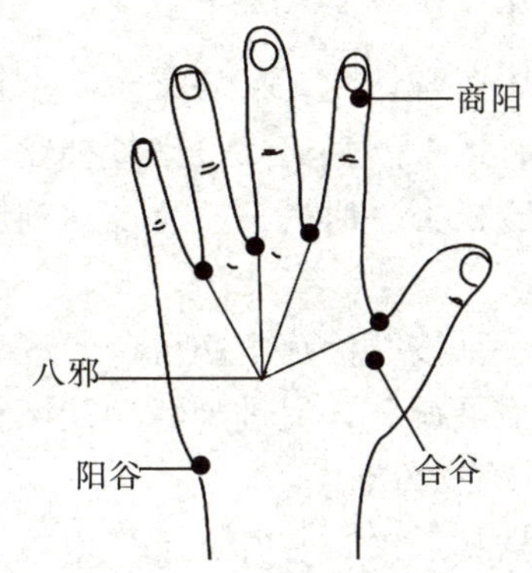

图 4-10　三叉神经痛有效穴位

爱心贴士

（1）继发性三叉神经痛，应查明原因再进行治疗。治疗时，也需要按摩相关脏器的病理反射区。

（2）病发结束后也应该坚持治疗，以求彻底治愈。

（3）患者应该保持乐观情绪，避免精神紧张。保证生活有规律，劳逸结合，患者可适当参加体育锻炼，但避免出现劳累过度的情况。

（4）饮食上尽量选择较为松软的食物，远离刺激性食物、调味品及海鲜等发物，忌烟酒。

六、坐骨神经痛

坐骨神经痛是指坐骨神经病变，沿坐骨神经通路即腰、臀部、股后、小腿后外侧和足外侧发生的疼痛症状群。坐骨神经痛多为慢性，病程缠绵，根治时间较长，多见于中老年男子，以单侧较多。患者首先感到下背部酸痛和腰部僵直，或者在发病前数周，在走路和运动时下肢有短暂的疼痛，后逐步加重而发展为剧烈疼痛。疼痛由腰部、臀部或髋部开始，向下沿股后侧、腘窝、小腿外侧和足背扩散，可伴烧灼样或针刺样疼痛，夜间会加重。

中医学认为，本病属于“痹证”范畴，多因风寒湿邪侵袭、阻滞经络所致；或椎间盘突出，坐骨神经附近各组织的病变如髋关节、骶髂关节疾病，脊椎炎、肌炎，子宫及前列腺癌，腰骶脊髓及其神经根的肿瘤等均能引起。

手部按摩治疗本病可调节改善全身的功能状态，疏导患部经气，加强患部血液循环，促进神经功能恢复。

【有效穴位】

选择后溪、合谷、手三里等穴位和腰痛点（图 4-11）。

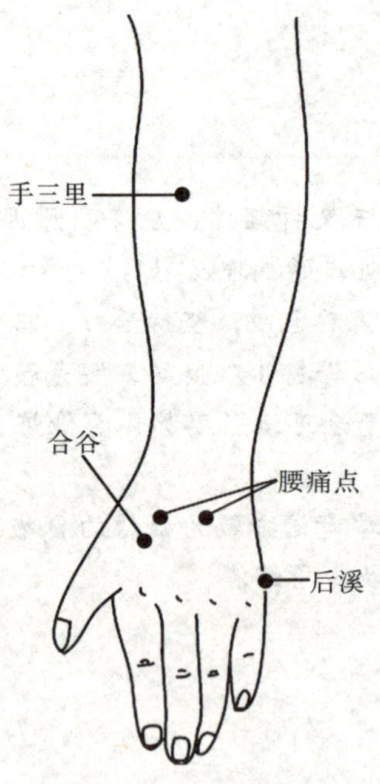

图 4-11　坐骨神经痛有效穴位

【有效反射区】

推按或点按肾、输尿管、膀胱、肺、颈椎、胸椎、腰椎、骶骨、尾骨、膝关节等反射区（图 3-10、图 3-11）。

【按摩手法】

（1）按揉腰痛点、后溪穴各 100 次，按揉手三里、合谷穴各 30 次。

（2）推按或点按肾、输尿管、膀胱、肺、坐骨神经反射区各 100~200 次，其余反射区各 30 次。

每天按摩 1 次，10 次为 1 个疗程。多数患者需治疗 3~4 个疗程。

爱心贴士

（1）患者在坐骨神经痛治疗期间若配合进行按摩 10~20 分钟，每天 1 次，效果更好。

（2）坐骨神经痛发病期间，应睡硬板床，并以卧床休息为主，有助于缓解症状，但卧床时间不宜超过 3~4 周。当症状缓解时，可逐渐下床锻炼。

（3）患者应注意保暖防潮，患病部位要时刻注意保护好，切勿穿湿衣服，出汗后也不应立即冲凉，防止风寒湿邪侵袭。

（4）饮食有节，起居有常，戒烟限酒，增强体质；积极治疗原发病，病情好转后要配合适当的功能锻炼，可利用硬板床做些体操运动。平时注意活动和劳动姿势。

第三节　消化系统疾病的手部按摩疗法

一、慢性胃炎

慢性胃炎是指不同病因引起的慢性胃黏膜炎性病变或萎缩性病变，病理变化多局限于黏膜层。该病与吸烟、饮酒等外来刺激有较大关系。慢性胃炎以上腹疼痛，食后上腹部不适、饱胀、恶心、嗳气、嘈杂等为主要症状，其因其种类不同，临床表现也有所不同。慢性浅表性胃炎多表现为上腹不规律疼痛、腹胀、嗳气、反酸、上消化道出血等；慢性萎缩性胃炎多表现为中上腹持续性疼痛、食欲不振、舌炎、贫血、胸骨后烧灼感等。

中医认为，引发慢性胃炎的原因主要与饮食伤胃、寒邪客胃、肝气犯胃、脾胃虚寒等方面有关，手法治疗原则为理气活血止痛。

手部按摩辅助治疗慢性胃炎有较好的疗效，可加强药物的治疗效果，明显改善症状。手部按摩具有疏肝理气，健脾和胃等功效。

【有效穴位】

选择中冲、鱼际、合谷、中魁、少商等穴位（图 4-12）。

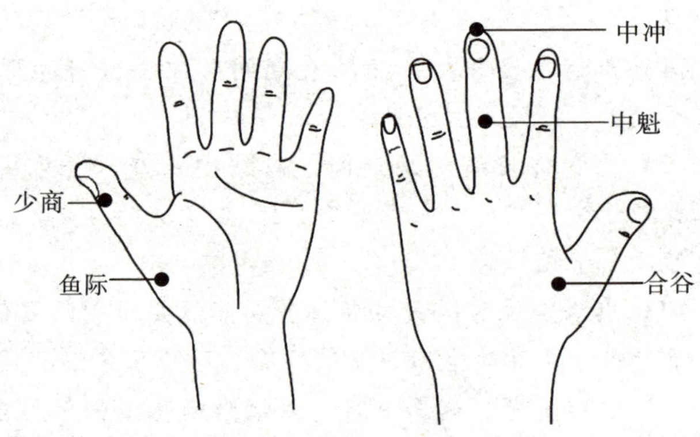

图 4-12 慢性胃炎有效穴位

【有效反射区】

按揉肾、胃、胃脾大肠区、肾上腺等反射区（图 3-10、图 3-11）。

【按摩手法】

（1）从手腕起，沿手心直线向上切按至中指端，反复操作 10~20 次。

（2）按揉肾、胃、胃脾大肠区、肾上腺各 100~200 次。

（3）点揉或按揉中冲、鱼际、合谷、中魁、少商等穴位各 50~100 次。

爱心贴士

(1) 溃疡活动期一般不宜按摩。在进行手部按摩的同时，可在医生指导下配合适当的药物治疗。

(2) 患者应减少思虑，放松心情，情绪稳定。工作节奏过快、工作安排混乱、劳累过度、精神高度紧张会引发胃出血，患者应该避免。

(3) 患者应养成良好的饮食习惯，忌食过冷、过热、辛辣、坚硬、油腻的食物，戒烟酒。

二、呃逆

呃逆即打嗝，指气从胃中上逆，喉间频频作声，声音急而短促。是一个生理上常见的现象，由膈肌痉挛收缩引起的。呃逆的原因有多种，一般病情不重，可自行消退。但也有些病例持续较长时间，为顽固性呃逆。这类呃逆中医上可分为胃中寒冷、胃气上逆、气逆痰阻、脾胃阳虚、胃阴不足等。

顽固性呃逆可辅以手法按摩进行治疗。

【有效穴位】

选择中魁、合谷、神门等穴位和呃逆点（图 4-13）。

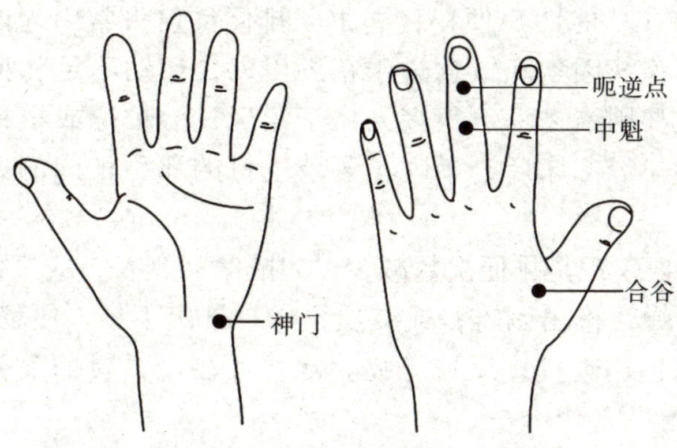

图 4-13 呃逆有效穴位

【有效反射区】

主区：膈、胃、腹腔神经丛、甲状旁腺、肺、支气管等反射区（图3-10、图3-11）。

配区：胸、乳房、颈项、食管、气管、胸腺淋巴结、下身淋巴结等反射区（图3-10、图3-11）。

【按摩手法】

（1）点揉或推按反射区各100~150次，重点反射区是胃、膈、肺、支气管、腹腔神经丛、甲状旁腺。

（2）点揉或拿捏中魁、合谷、神门等穴位和呃逆点各50~100次。

爱心贴士

（1）应避免吃饭过快、食物过热。一般情况下，呃逆数分钟即可平息。

（2）如果连续几天不停地呃逆，就可能是胃、膈、心脏、肝脏疾病或者肿瘤的症状，应及时去医院进行细致的诊治。

三、便秘

便秘是消化系统常见症状之一，可由肠道器质性疾病引起，但大多数属于单纯性（功能性）便秘，即由于排便反射失常引起的便秘。便秘的原因，除了疾病因素和饮食过于精细以外，运动不足和抑制排便也是便秘形成的重要因素之一。很多人由于饭后过分忙碌或精神紧张而抑制便意，尤其是早晨起床后，不吃早餐就上班的那种忙碌的人，最容易引起便秘。

便秘的主要表现是排便次数减少，间隔时间延长，或排便间隔时间正常，但粪质干燥，排出困难；或粪质不干，排出不畅。便秘可伴见腹胀、腹痛、食欲减退、嗳气、反胃等症。常常可在左下腹扪及粪块或痉挛之肠型。

中医学认为，便秘主要由燥热内结、气机郁滞、津液不足和脾肾虚寒所引起。

最佳治疗方法：注意调节饮食生活习惯，并加以手部按摩，可以最终根治便秘。

【有效穴位】

选择劳宫、合谷、二间、三间、中魁等穴位和便秘点（图 4-14）。

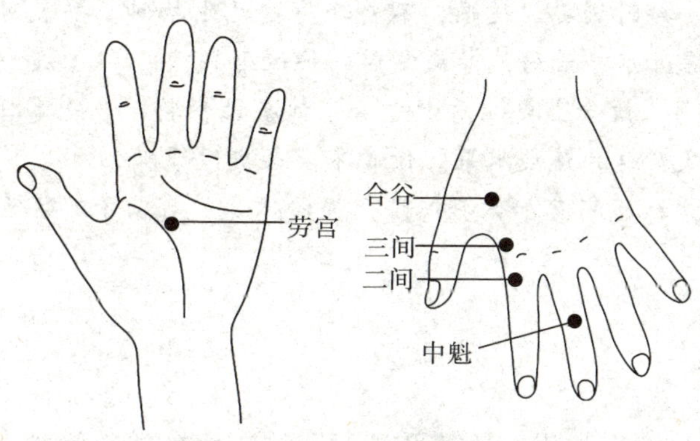

图 4-14　便秘有效穴位

【有效反射区】

按摩直肠、肛门、大肠、结肠、肾、小肠、腹腔神经丛、膀胱、输尿管、胃脾大肠区等反射区，重点按摩大肠、直肠、腹腔神经丛、结肠反射区（图 3-10、图 3-11）。

【按摩手法】

（1）将上述穴位分为两组，每次使用一组穴位，隔日交替使用。

（2）依次按揉或推按上述选择的穴位各 100~300 次。按揉或点压穴位以酸胀为宜，反射区以酸痛较好。

（3）每天早晚各做 1 次，恢复正常后，可在晚上睡觉前按摩 1 次以巩固疗效。

爱心贴士

(1) 对器质性疾病所导致的便秘，应重视原发病的治疗，手部按摩可作为辅助方法。

(2) 合理安排生活与工作，减少压力，保持心情舒畅，劳逸结合。按时进餐、睡眠，不要轻易打乱生物钟。早晨可空腹饮用一杯凉开水，最好能养成定时排便的习惯。

(3) 饮食上要注意少吃辛辣刺激性食物，多吃富含纤维素的食物及新鲜的蔬菜水果。饮食不要长期过于精细。

(4) 适当参加体育锻炼，强健体魄，有助于缓解便秘。

四、腹泻

腹泻是指排便次数明显超过平日习惯的频率，粪质稀薄，或含未消化食物或脓血、黏液。腹泻常伴有排便急迫感、肛门不适、失禁等症状。腹泻可直接引起脱水、营养不良，具体表现为皮肤干燥、眼球下陷、舌干燥、皮肤皱褶。

腹泻分急性和慢性两类。急性腹泻发病急剧，病程在 2~3 周之内。腹泻超过 2 个月的称为慢性腹泻，常由肠道炎症、肿瘤、用药不当、情绪波动及导致消化吸收障碍的一些疾病等因素引起。本症往往反复发作，久治不愈，可伴有腹胀、腹痛、食欲不振等症状。轻者每日排便数次，重者可 10 余次，可混有黏液或脓血。

中医学认为腹泻主要病变在于脾胃与大、小肠的功能失调。

手部按摩治疗慢性腹泻应以健脾和胃、温肾壮阳、疏肝理气为主。

【有效穴位】

腹泻点是治疗腹泻最有效的穴位，配合三间、合谷等穴位效果更佳（图 4-15）。

【有效反射区】

按摩直肠、肛门、结肠、肾、小肠、腹腔神经丛、膀胱、输尿管、胃脾大肠区等反射区（图 3-10、图 3-11）。

【按摩手法】

（1）推按或点按上述反射区各100~300次，重点按摩大肠、直肠、腹腔神经丛、结肠反射区。

（2）按揉三间、合谷各50次。

（3）点按腹泻点100~200次。

每天按摩1~2次，10天为1个疗程。求治于手部按摩的患者，多属于中西医治疗效果不佳者，故手部按摩治疗往往需要持续3~4个疗程。大便完全成形后，仍需巩固1~2个疗程，然后改为隔天1次，操作次数减半，再坚持下去。

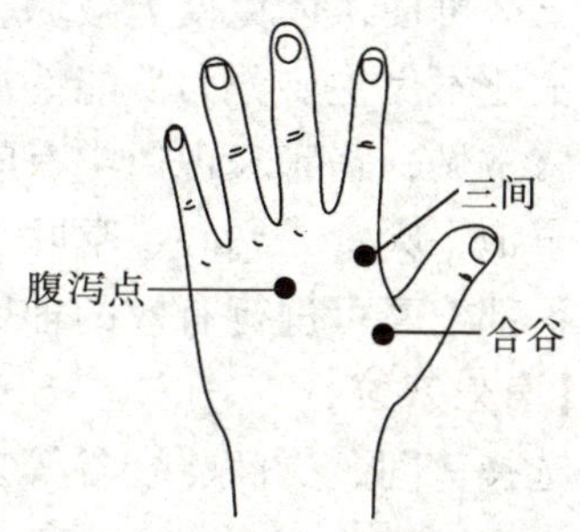

图4-15　腹泻有效穴位

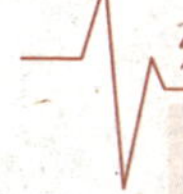

爱心贴士

（1）要预防并纠正水及电解质的平衡失调，供给充足营养，改善营养状况。

（2）饮食应有规律有节制，忌食肥甘厚味，过于油腻饮食往往使腹泻加重。腹泻期间，忌食含淀粉（红薯之类）和脂肪过多的食物，忌一切生冷刺激与不易消化的食品。

（3）长期腹泻者应查明原因，对症治疗。如是病毒引起的腹泻，要给患者吃些容易消化吸收的清淡食物，如面条、米粥等；若为感染性腹泻，或长期腹泻而疗效不佳者，应及时去医院诊治。

（4）患者每日早晚可以一手掌按逆时针方向摩揉腹部各100圈，多按摩更好。

（5）患者应注意保暖，不要过度疲劳。

五、消化不良

消化不良是由胃动力障碍引起的疾病，包括蠕动不良的胃轻瘫和食管反流两种类型，是消化系统的常见病之一，可影响人体对营养物质的摄取，日久可使机体免疫力减弱，易于患病。

消化不良主要分为功能性消化不良和器质性消化不良两种。其在临床上非常常见，临床表现通常有间断或持续的上腹痛或不适、餐后饱胀、嗳气、早饱、厌食、恶心、呕吐、胃灼热（烧心）、反酸等症状。

手部按摩可进行有效的辅助治疗。

【有效穴位】

选择三间、少商、合谷等穴位和胃肠点、大肠点（图4-16）。

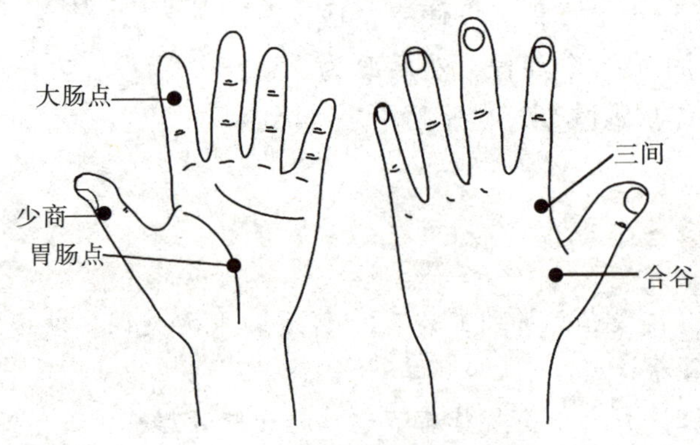

图4-16 消化不良有效穴位

【有效反射区】

按揉十二指肠、胃脾大肠区、肾、胃、心、肾上腺等反射区（图3-10、图3-11）。

【按摩手法】

（1）按揉十二指肠、胃脾大肠区、肾、胃、心、肾上腺各100~200次。

（2）切按三间、少商、合谷等穴位和胃肠点、大肠点各50~100次。

爱心贴士

（1）注意生活规律的调整，避免熬夜。

（2）养成良好的饮食习惯，合理的搭配食物，注意营养的调节，避免暴饮暴食。用餐要定时定量，细嚼慢咽。食物温度要正好，不要太冷或太热，少食腌制、油腻、辛辣刺激的食物。日常要尽量选择易于消化的流质性食物。

（3）最好在餐前一小时饮水，防止降低胃消化食物的功能。

（4）保持好的进餐心情，饭后略作休息再开始正常的工作。饭后适当运动，可加快食物的消化。

（5）胃易受凉发生胀气、胃功能受损等问题，为了避免此类问题，应注意胃部保暖。

六、胃及十二指肠溃疡

胃及十二指肠溃疡是消化系统最常见的一种慢性疾病，临床表现以周期性发作并有规律的上腹部疼痛为特点。本病任何年龄均可发生，20~50岁多见。本病病因尚未阐明，一般认为精神刺激或过度紧张，造成大脑皮层功能失调；或不规则进食，不仅破坏胃分泌的节律性，也影响中枢神经系统，引起调节功能紊乱，致胃和十二指肠壁的血管痉挛，胃肠异常收缩，胃液分泌异常，胃酸过多，侵蚀黏膜，同时又因胃肠壁血管痉挛，局部营养障碍，保护胃黏膜的黏液分泌减少，从而逐渐形成胃或十二指肠的溃疡。

中医将本病归入“胃脘痛”、“肝胃气痛”、“吞酸”、“吐血”范畴，认为本病是由长期忧思恼怒、气郁伤肝、肝失疏泄、横逆犯胃，胃络受损；或偏食辛辣，热郁于胃，以致损伤脾胃；也有禀赋不足，中阳素虚，多因劳损过度，过食生冷，导致脾不统血，或中焦虚寒而引起。

手部按摩对胃及十二指肠溃疡具有较好的治疗作用。

【有效穴位】

选择内关、间使、大陵、合谷、中魁等穴位（图4-17）。

【有效反射区】

按摩胃、脾、肝、十二指肠、小肠、胃脾大肠区、腹腔神经丛、甲状

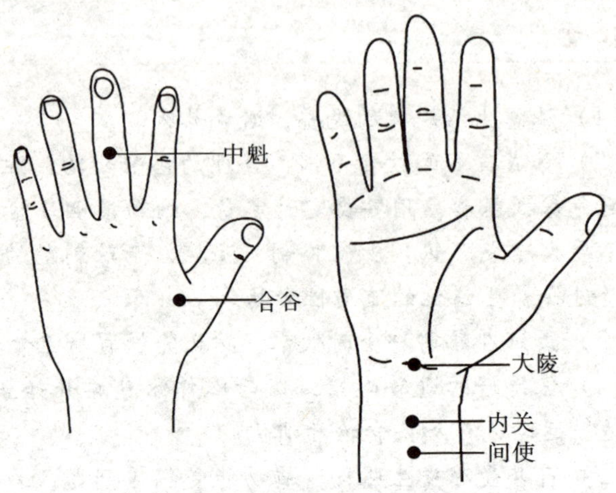

图 4-17 胃及十二指肠溃疡有效穴位

旁腺、肾、输尿管、膀胱等反射区（图 3-10、图 3-11）。

【按摩手法】

（1）按揉内关、合谷、间使、大陵、中魁等穴位各 200 次，手法以轻柔、得气为度。

（2）按揉或点揉胃、肝、脾、胃脾大肠区、十二指肠、甲状旁腺、肾、输尿管、膀胱等反射区各 100~200 次，重点按揉刺激胃、肝、脾、胃脾大肠区、十二指肠、甲状旁腺等反射区。

爱心贴士

（1）溃疡活动期一般不宜按摩。在进行手部按摩的同时，可在医生指导下配合适当的药物治疗。

（2）患者应减少思虑，放松心情，保持情绪稳定，不应过度劳累。工作节奏过快、工作安排混乱、劳累过度、精神高度紧张会引发胃出血。

（3）患者应养成良好的饮食习惯，忌食过冷、过热、辛辣等刺激性食物，忌食坚硬或油腻的食物，戒烟酒。

七、慢性胆囊炎

慢性胆囊炎是临床上胆囊疾病中最常见的一种，多与胆石症同时存在，女性较男性多见。慢性胆囊炎常为急性胆囊炎的后遗症，或由于胆固醇代谢紊乱，以致胆固醇沉积于胆囊黏膜引起。此外，胆囊内结石的刺激、胆管感染、胆囊管阻塞，胆汁滞留在胆囊内，胆色素渐被吸收引起化学反应失常，刺激胆囊，也是慢性胆囊炎的常见原因。

本病主要是上腹部或右上腹持续性疼痛，严重时可有绞痛，同时伴有右上腹的闷胀不适或有右肩胛区疼痛、泛酸、嗳气、恶心、呕吐、食欲不振等。其发病与细菌感染、进食油腻食物、精神过度紧张以及受寒冷刺激有关。

中医学认为慢性胆囊炎的发病主要与肝胆功能失调有关。

采用手部按摩结合药物或单纯应用手部按摩治疗胆囊和胆道疾患，可以取得较为满意的效果。

【有效穴位】

选择神门、少冲、少府、腕骨、外关、支沟、中泉、二白等穴位（图4-18）。

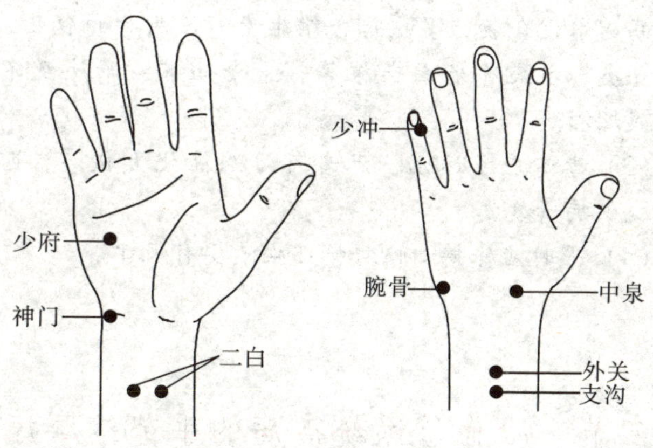

图 4-18 慢性胆囊炎有效穴位

【有效反射区】

按摩肝、胆、脾、胃、十二指肠、肾、输尿管、膀胱、胸部淋巴结、上身淋巴结、下身淋巴结、腹腔神经丛、胸椎等反射区（图3-10、图3-11）。

【按摩手法】

（1）点按神门、少冲、少府、腕骨、外关、支沟、中泉、二白各100~200次，刺激力皮适中，以得气为度。

（2）按揉或点揉上述反射区各200次，以按摩刺激肝、胆、脾、胃、十二指肠等反射区为主。

每天按摩1次，10次为1个疗程。持续2~3个疗程后，如症状明显好转，可减少每穴的操作次数至一半量；症状完全消失后，可改为隔天1次，但仍需持续下去，以防复发。胆石症者应持续按摩至结石排出为止，然后再以一半量操作10~20次以巩固疗效。

爱心贴士

（1）在手部按摩的同时，患者可配合其他的自我保健按摩。每日顺时针、逆时针按摩腹部各180~360圈，指揉日月、章门、中脘、梁门、足三里、胆囊穴各1~2分钟。

（2）患者应饮食有节，日常饮食以清淡为宜，食用清淡易消化的高碳水化合物、多吃富含维生素、低脂肪的食物，如绿叶蔬菜、豆类、水果及米面杂粮等。忌食油腻、辛辣及不易消化之品。戒烟酒。

（3）患者应多运动。患者可习练简化太极拳，避免过度疲劳，减少病情复发。

（4）平时应保持心情舒畅，生活要有规律。

第四节　心血管系统疾病的手部按摩疗法

一、冠心病

冠心病是冠状动脉粥样硬化性心脏病的简称，是老年人最常见的心血管疾病。高血压、高血脂、内分泌疾病或生气、劳累、紧张、失眠、过饥过饱、气候变化等，均可诱发本病。冠心病轻者可无心肌缺血症状，多在体检时偶然发现；严重者可出现典型的心绞痛，甚至心肌梗死。冠心病除了自身有很大的危害外，还可出现许多并发症，如乳头肌断裂、心脏破裂、栓塞、乳头肌功能失调等，严重威胁机体健康。

冠心病属于中医学的“真心痛”、“厥心痛”、“胸痹”等病的范畴。冠心病的典型症状主要表现为胸腔中央发生一种压榨性疼痛，并可迁延至颈、背部、手臂及胃部等。冠心病发作时，可能引起其他症状有眩晕、气促、出汗、寒战、恶心及昏厥，严重患者可能因为心力衰竭而死亡。

对冠心病患者进行手部按摩，可以宁心安神，起到很好的治疗效果。

【有效穴位】

选择少泽、少冲、劳宫、内关、十宣、关冲、神门等穴位（图 4-19）。

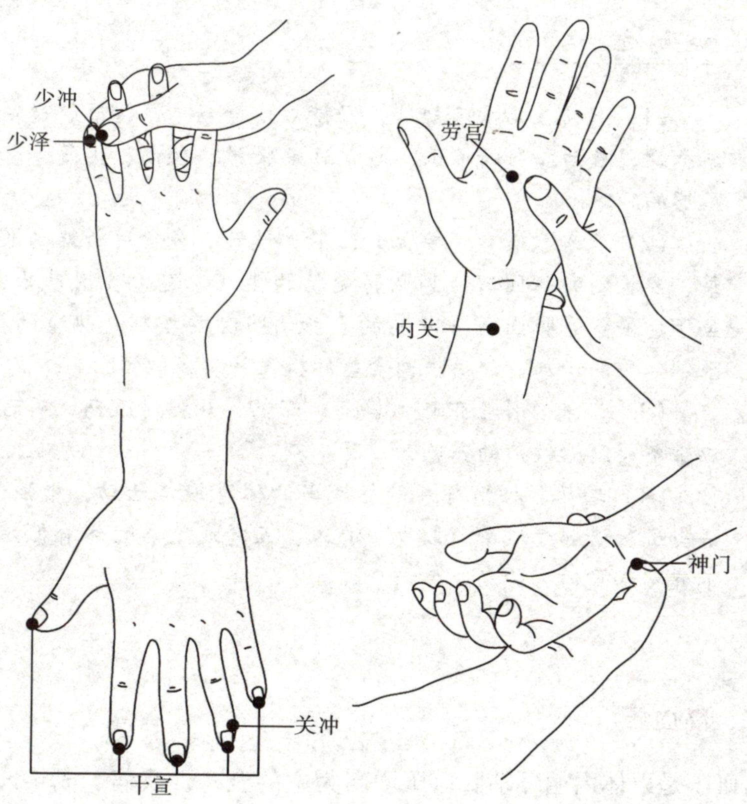

图 4-19　冠心病有效穴位

【有效反射区】

按揉或推按心、小肠、肾、膀胱、输尿管、胸、乳房、肝、脾、小脑、脑干、甲状腺、甲状旁腺、胸椎等反射区（图 3-10、图 3-11）。

【按摩手法】

（1）发病时重力刺激少泽和少冲穴位，可以有效缓解心绞痛症状。

（2）选取劳宫、内关穴位，以中等力度用掐点等手法刺激该穴位。

（3）选取十宣、关冲、神门穴位，分别对其进行揉掐刺激，再对其局部进行按摩，逐步扩大按摩范围。

（4）按揉或推按除脾、肾外其他反射区各 100~150 次，重点反射区是心、胸、乳房、肝。

（5）点揉脾、肾反射区各 100~150 次。

爱心贴士

（1）日常生活要有规律，保持心情舒畅，保持情绪稳定，切忌急躁、激动或闷闷不乐，避免过度紧张、激动、生气等。保证足够的睡眠。

（2）合理饮食，不要偏食，不宜过量。多食用新鲜水果和蔬菜，要控制高胆固醇、高脂肪食物的摄入，避免食用动物内脏、鱼子、蛋黄等胆固醇含量高的食物。同时要控制总热量的摄入，限制体重的增加。严格限制食盐的摄入量。戒烟酒。

（3）不能自作主张随意停药、断药，应按时服药，同时身边应常备缓解心绞痛的药物，以防不测。

（4）培养多种情趣，进行适当的体育锻炼活动，增强体质。适当进行诸如太极拳、散步、游泳、五禽戏之类的体育锻炼，但不宜参加重体力劳动。

二、高血压

高血压是以体内循环动脉血压增高为主的全身性疾病。成年人连续测量血压 3 次以上，结果均高于 140/90mmHg（18.72/12.3kPa）者，就可诊断为高血压。

高血压可分为原发性高血压和继发性高血压。原发性高血压是指查不到病因的高血压，绝大多数高血压患者均属于此种类型；继发性高血压是指由其他疾病引起的高血压，又称症状性高血压。本病患病率较高，晚期会影响心、脑、肾等器官，引起冠状动脉病变、高血压性心脏病、脑动脉硬化、中风和肾功能减退等疾病。

中医学认为，引起血压升高的原因是情志抑郁、愤而忧思，以致肝气郁结、化火伤阴；或饮食失节、饥饱失宜、脾胃受伤、痰浊内生；或年迈体衰、肝肾阴阳失调等。

中医认为高血压病的发病机制主要是由于情志失调、饮食失节和内伤虚损导致肝肾功能失调所引起。

高血压患者可采用手部按摩疗法调补肝肾、改善脑部血液循环、降低血压。

【有效穴位】

选择劳宫、合谷、神门、大陵、太渊、关冲、少冲、十宣等穴位（图4-20）。

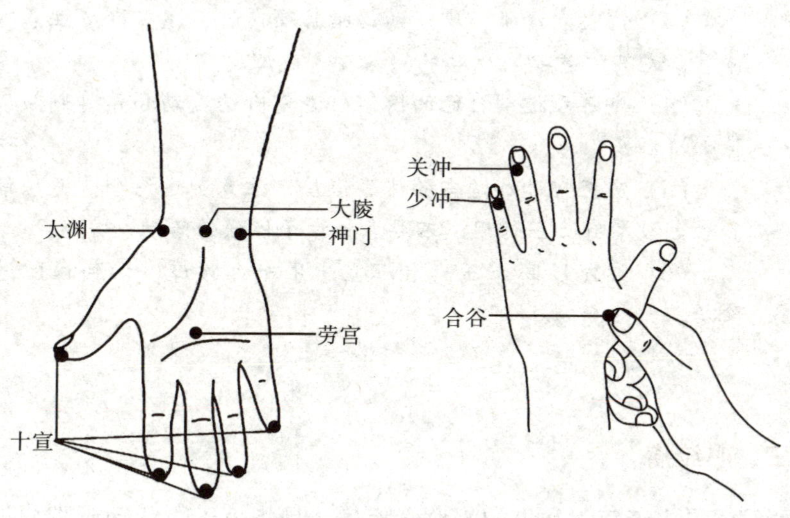

图 4-20　高血压有效穴位

【有效反射区】

按揉、点按肝、脾、肾、大脑、心、腹腔神经丛等反射区（图 3-10、图 3-11）。

【按摩手法】

（1）按揉、点按反射区各 300~500 次。

（2）点按或拿捏劳宫穴、合谷、神门、大陵、太渊等穴位各 50~100 次。

（3）点揉关冲、少冲、十宣等穴位各 50~100 次。

爱心贴士

（1）不要盲目降压，须找出病因，对症治疗。如果已诊断为高血压，应按医嘱吃药，不可随便停药，可根据症状，在医生的指导下，逐渐减少用药量。如症状明显，血压较高，应在医生的指导下，配合应用降压药和镇静药。

（2）生活要有规律，要保证足够的睡眠，坚持长期、合理用药，定期检测血压，及时调整剂量，巩固疗效。

（3）饮食宜清淡，少吃动物脂肪及内脏，超重者应注意减轻体重，尤其注意要减少盐的摄入量。戒烟酒。

（4）要善于控制自己的情绪，避免情绪波动和精神刺激。保持心情舒畅。

（5）应经常参加适当的体育锻炼，注意劳逸结合。气功锻炼和打太极拳有降压作用。不要参加竞争性强的活动。

（6）继发性高血压患者不宜采用手部按摩，请到医院进行诊治。

三、心绞痛

心绞痛是中老年人常见的心血管疾病，是指由于冠状动脉粥样硬化狭窄导致冠状动脉供血不足，心肌暂时缺血与缺氧引起的以心前区疼痛为主要临床表现的一组综合征。多表现为胸骨后心前区突然出现持续性疼痛、憋闷感，疼痛常放射到左肩。

临床上常将心绞痛分为稳定型心绞痛和不稳定型心绞痛两种类型。稳定型心绞痛是指在一段时间内心绞痛的发病保持相对稳定，均由劳累诱发，发作特点无明显变化，属于稳定劳累性心绞痛。不稳定型心绞痛包括初发性心绞痛、自发性心绞痛、梗死后心绞痛、变异型心绞痛和劳力恶化性心绞痛。主要特点是疼痛发作不稳定、持续时间长、自发性发作危险性大，易演变成心肌梗死。

手部按摩可以通脉宣痹，起到缓解心绞痛的作用。

【有效穴位】

选择大陵、神门、劳宫、合谷、中泉等穴位（图 4-21）。

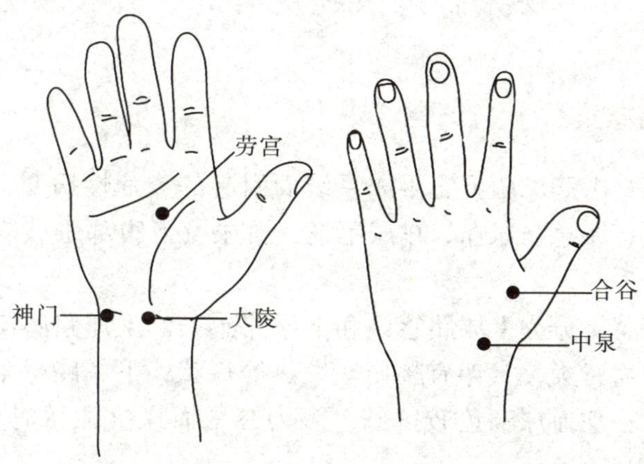

图 4-21 心绞痛有效穴位

【有效反射区】

按摩心、肾、大脑、小脑、脑干、肾上腺、输尿管、垂体、膀胱、小肠、肝、胆囊、甲状腺、甲状旁腺、胸腺淋巴结等反射区（图 3-10、图 3-11）。

【按摩手法】

（1）按揉或推按反射区各 100~150 次，重点按摩心、大脑、肾上腺等反射区。

（2）点按或拿捏大陵、神门、劳宫、合谷、中泉等穴位各 50~100 次。

爱心贴士

（1）应控制每日盐的摄入量，食盐摄入量应控制在每日6克以下。

（2）减少热量的摄取，少吃脂肪类食物。高脂饮食会增加血液的黏稠度，使血脂增高，高脂血症是心绞痛的重要诱发原因之一。

（3）应适当参加体育运动，提高免疫力，以增强心脏功能。

第五节　泌尿生殖系统疾病的手部按摩疗法

一、尿路感染

尿路感染是由病原菌侵犯泌尿系统而引起的炎症性病变，发病急，病程短，以尿频、尿急、尿痛、排尿不畅、血尿及下腹部胀满刺痛为主要临床特征。

临床尿路感染分为上尿路感染和下尿路感染。上尿路感染最常见的是急性或慢性肾盂肾炎，常伴有腰痛、发热等症状；下尿路感染主要是膀胱和尿道炎症，一般血尿颜色较鲜红，多为终末血尿（便尽时见血尿），但很少出现腰痛。

急性尿路感染者应考虑药物治疗，及时去医院诊治，以免耽误病情。

手部按摩适合于慢性尿路感染者。通过手部按摩可以提高人体的抵抗力，消除感染病菌。

【有效穴位】

选择合谷、外关、液门、阳池、外劳宫等穴位（图4-22）。

【有效反射区】

按摩肾、肾上腺、输尿管、膀胱、尿道、腹腔神经丛、上下身淋巴结、腰椎、骶骨等反射区（图3-10、图3-11）。

【按摩手法】

（1）揉按合谷、外关、液门、阳池、外劳宫、夜尿点、腰痛点等

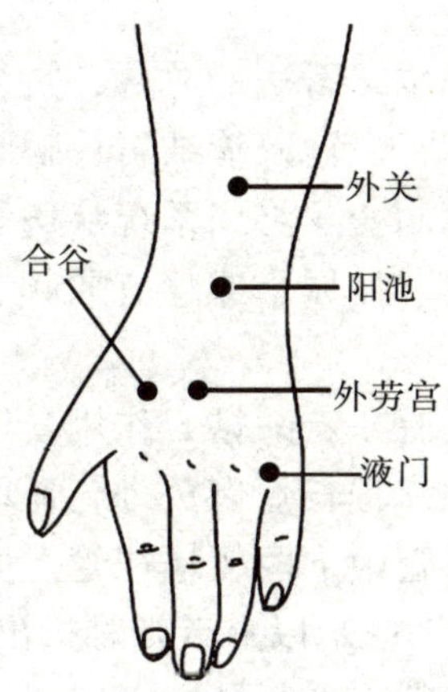

图 4-22　尿路感染有效穴位

穴位。

（2）按摩肾、肾上腺、输尿管、膀胱、尿道、腹腔神经丛、上下身淋巴结、腰椎、骶骨等反射区，重点按摩肾、输尿管、膀胱、尿道等反射区。

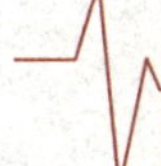

爱心贴士

（1）养成规律的起居习惯，避免熬夜。积极锻炼身体，增强体质。

（2）养成良好的卫生习惯。女性应注意保持外阴清洁，使用温水清洗，尤其是月经期、妊娠期和产褥期的卫生更为重要。洗澡时尽量用淋浴，避免盆浴。

（3）尿路感染患者应多饮水，忌食辛辣刺激食物，忌憋尿，保持排便通畅。

（4）性生活前夫妻双方均应清洗外阴，结束后排一次尿。

（5）尿路感染期以及治愈后一周内，避免性生活。

二、尿石症

尿石症是泌尿系统各部位结石病的总称，是泌尿系统的常见病。根据结石部位的不同，分为肾结石、输尿管结石、膀胱结石、尿道结石。本病的形成与环境因素、全身性病变及泌尿系统疾病有着密切的关系。尿石症的典型临床表现有腰腹绞痛、血尿，或伴有尿频、尿急、尿痛等泌尿系统梗阻和感染的症状。

手部按摩治疗尿石症具有一定的排石作用，但排石效果除与手部按摩的手法、取穴、治疗时间和疗程长短有关外，还取决于结石的位置、大小和形态。一般结石位于输尿管中下段较输尿管上段及肾盂内容易排出；结石小于1厘米者较易排出，1厘米以上者则难排出；光滑的结石较易排出，菱形者排出困难，结石久而粘连者不易排出。

手部按摩可使输尿管蠕动加强，排空加快，从而有利于结石的排出。

【有效穴位】

可选择合谷、曲池、尺泽、二白等穴位（图4-23）。

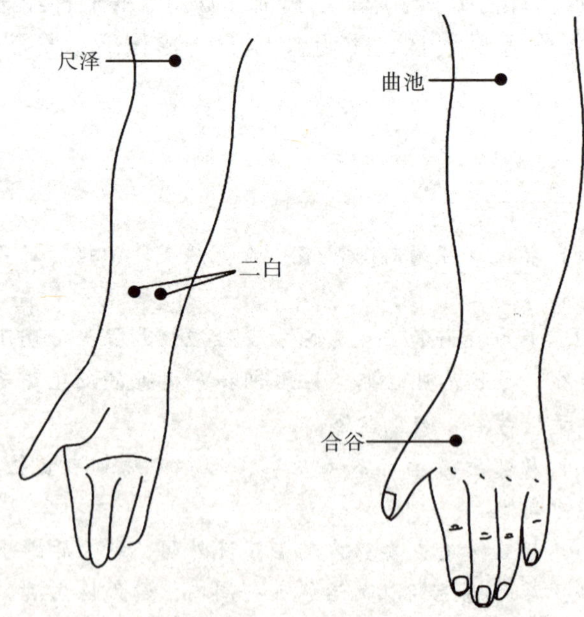

图4-23　尿石症有效穴位

【有效反射区】

按摩肾、输尿管、膀胱、尿道、肺、肝、胆、甲状腺、甲状旁腺、胸椎、腰椎、胸部淋巴结、上身淋巴结、下身淋巴结等反射区（图 3-10、图 3-11）。

【按摩手法】

（1）按揉合谷、曲池、尺泽、二白等穴位各 100~200 次，按摩手法力度适中，以得气为度。

（2）按揉或点揉肾、输尿管、膀胱、尿道、甲状腺、甲状旁腺、胸椎、腰椎、胸部淋巴结、上身淋巴结、下身淋巴结等反射区各 100~200 次，重点按摩刺激肾、输尿管、膀胱、尿道等反射区。

每天早晚各按摩 1 次，10 天为 1 个疗程。

爱心贴士

（1）除规定时间治疗外，最好能趁疼痛发作时治疗，尤其绞痛时因势利导，排石的机会最多；而治疗后不时疼痛，常为排石先兆。

（2）即使适合手部按摩者，如绞痛不止，或血尿不止，也应及时去医院治疗，切勿延误。

（3）对于输尿管上段以上的结石或结石直径在 1 厘米以上者，手部按摩疗效较差，应考虑其他方法治疗。

（4）结石患者要多饮水，保持每日尿量在 2000 毫升左右，多吃新鲜水果蔬菜。

（5）结石患者平时要多做一些较为剧烈的运动，如跳绳、跑步、登山以及打球等以跳跃为主的活动可促使结石下移，有利于结石的排出。

三、慢性肾炎

慢性肾炎是慢性肾小球肾炎的简称，它是与免疫反应有关的变态反应性疾病，是由急性肾炎转变而来，是一种常见的慢性肾脏疾病。以男性患者居多，病程持续一年以上，发病年龄大多在青壮年。慢性肾炎表现各异，有的无明显症状，有的有明显血尿、水肿、高血压，并有全身乏力、食欲差、腹胀、贫血等症状。多数患者呈进行性加重，但有些患者的症状可部分或全部缓解，病程长达 20~30 年。若血压持续升高，可出现头晕、头痛、胸闷、视物模糊等症状。慢性肾炎如果治疗不善，迁延日久，则可使肾脏组织遭到破坏，最后导致尿毒症。因此，对肾炎应早期采取防治措施。

从中医临床辨证来看，慢性肾炎多以脾肾阳虚为主。

手部按摩以健脾补肾、利水消肿为主，通过刺激相应穴位来增强排泄功能，促进水分、代谢产物和有毒物质的排出，并起到增强免疫系统的作用。

【有效穴位】

选择合谷、神门、内关、阳溪、阳谷、八邪等穴位（图 4-24）。

【有效反射区】

按摩肾、肾上腺、输尿管、膀胱、腹腔神经丛、脾、肺、上下身淋巴结反射区，重点按摩肾、肾上腺、输尿管、膀胱、上下身淋巴结反射区（图 3-10、图 3-11）。

【按摩手法】

（1）采用压、揉等手法分别对合谷、神门、内关、阳溪、阳谷等 5 个穴位进行按摩，按摩时可擦少许按摩乳，每个穴位持续 3~5 分钟。

（2）将一只手掌自然张开，将另一只手的四指分别放在该手掌的八邪穴上，每指各按一穴并以较快的速度用力来回擦动，直至指、掌发热。

（3）揉按肾、肾上腺、输尿管、膀胱、腹腔神经丛、脾、肺、上下身淋巴结等反射区，重点按摩肾、肾上腺、输尿管、膀胱、上下身淋巴结反射区。

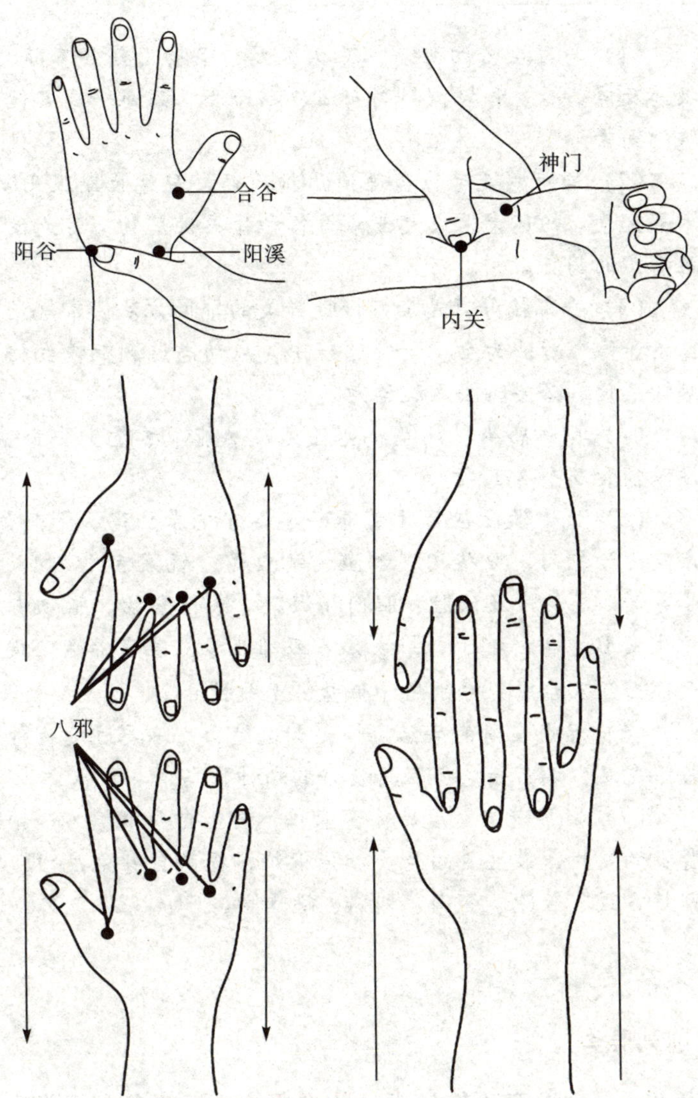

图 4-24　慢性肾炎有效穴位

爱心贴士

（1）与医生密切配合，遵从医嘱，坚持用药，不随意减量、换药及停药等。积极控制高血压、高血脂、高血糖及其他影响肾脏的因素。

（2）治疗感染时应合理使用抗菌药，避免长期服用链霉素、卡那霉素、四环素、庆大霉素等各种肾毒性药物。避免使用对肾脏有害的药物。

（3）手部按摩只是治疗慢性肾炎的辅助方法，常规治疗应以药物等综合疗法为主。治疗过程中，应动态监测病情变化，防止病情恶化，必要时去医院治疗。

（4）预防感染、调整机体的免疫功能。尽量少去公共场所，注意饮食及个人卫生。

（5）患者饮食应富于营养，谷类宜吃赤豆粥、薏苡仁粥等；肉类可食牛肉、瘦猪肉、鲤鱼、鲫鱼等；蔬菜宜吃冬瓜、葫芦、荸荠等。忌食咸及油脂、肥肉和海腥、寒性食物。膳食中应增加维生素 B、维生素 B_2、维生素 A 及维生素 C 等营养素。视患者有无高血压及水肿，分别给予低盐、无盐饮食。

（6）养成良好的生活习惯，劳逸结合，不要过度疲劳，保证睡眠充足，调节情志，保持良好的精神状态。

（7）经常进行适度的体育锻炼，增强自身抵抗力。预防慢性肾炎的发生，最主要的是要加强锻炼，提高自身免疫力，常见的锻炼方式有长跑、登山、划船、跳舞等。

四、前列腺炎

前列腺炎是男性生殖系统较常见的炎症，致病菌多为葡萄球菌、大肠杆菌，常由尿道感染直接蔓延引起，也可经血液、淋巴侵入前列腺，可分为急性和慢性两种。急性前列腺炎以膀胱刺激症状和终末血尿、会阴部疼痛为主要症状，可伴有恶寒、发热、乏力等全身症状，临床较少见。慢性前列腺炎以排尿延迟、尿后滴尿，或滴出白色前列腺液，或引起遗精、阳痿、早泄为主要症状。

中医学认为，本病与肾阴不足、相火旺盛，肾亏于下、封藏失职，肾阴亏耗、阴损及阳，饮酒过度，损伤脾胃有关。

手部按摩可以激发和增强前列腺功能，同时加强泌尿系统的排尿作用，从而恢复其正常功能。

【有效穴位】

选择少府、前谷、合谷、神门、劳宫、八邪等穴位（图 4-25）。

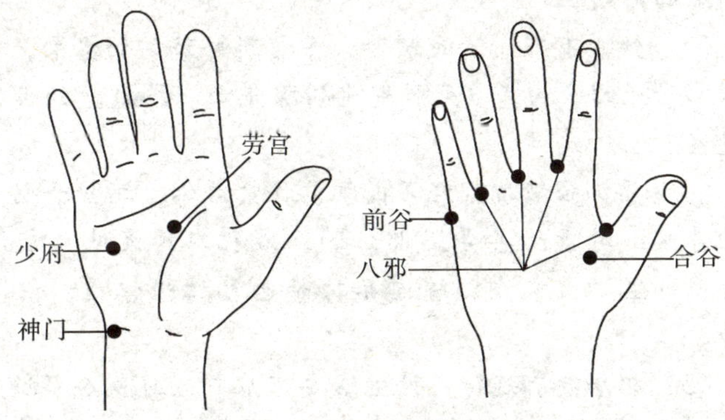

图 4-25　前列腺炎有效穴位

【有效反射区】

按摩前列腺、肾、输尿管、膀胱、尿道、肺、垂体、生殖腺、下身淋巴结等反射区（图 3-10、图 3-11）。

【按摩手法】

（1）按揉或点揉少府、前谷、合谷、神门、劳宫、八邪等穴位及手心周围各 50~100 次。

（2）按揉或推按前列腺、肾、输尿管、膀胱、尿道、肺、垂体、生殖腺、下身淋巴结等反射区各 100 次。

爱心贴士

(1) 急性前列腺炎患者若有高热并且化脓趋势，应以药物治疗为主。慢性前列腺炎配合前列腺按摩（此法需专业医生做），每周1~2次，有助于排出前列腺内的炎性物，增加前列腺的血液循环，但用力不可过猛。

(2) 温水坐浴可使前列腺内血管扩张，每次20分钟，每天2次，可改善前列腺血液循环，有助于减少发炎及炎症恢复，舒缓被刺激的前列腺。

(3) 饮食有节，清淡饮食，多食新鲜蔬菜和水果，不食肥甘厚味、辛辣的食物，以免引起前列腺充血。忌过量饮酒，保持排便通畅。

(4) 要加强锻炼，经常提肛、收紧臀部，绷紧会阴部肌肉及活动骨盆，对于改善会阴部位的血液循环，促使炎症消散有好处。平日里打太极拳、练内养功等也可增强体质，但不要过度疲劳。

(5) 起居要有规律，性生活要有节制，避免房事过度，强忍精出。注意卫生，避免受凉、劳累。

五、阳痿

阳痿是指成年男子出现阴茎不能勃起或勃起不坚，以致不能完成性交的一种病症。多数患者由精神心理因素所致，如疲劳、焦虑、紧张、情绪波动、非正常环境等，也有器质性病变所致，一般很少见，也不容易治疗。

阳痿患者常伴有精神不振、头晕目眩、面色苍白、腰酸腿软、畏寒肢凉、阴囊多汗、小便黄赤等症状。

中医学认为，阳痿多由房室劳损，少年误犯手淫或惊恐伤肾引起，导致肝肾不足、命门火衰。

手部按摩在激发补肾壮阳功能的基础上，益气养血、疏肝理气、活血化瘀，从而能促进垂体-肾上腺-生殖腺的激素分泌，增强性功能，达到治疗的目的。

【有效穴位】

选择小骨空、神门、劳宫、后溪、阳池等穴位（图 4-26）。

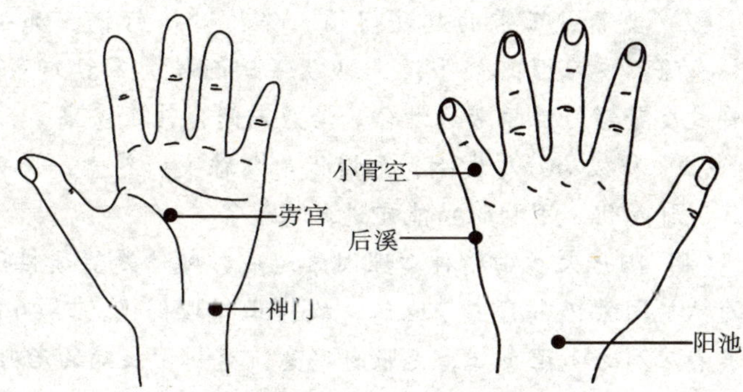

图 4-26　阳痿有效穴位

【有效反射区】

按摩肾、肾上腺、心、肝、大脑、生殖腺、输尿管、膀胱、甲状腺、前列腺、腹腔神经丛等反射区（图 3-10、图 3-11）。

【按摩手法】

（1）按揉反射区各 100～150 次，重点按摩肾、肾上腺、心、肝、大脑、生殖腺等反射区，双手交替按摩。

（2）点揉或拿捏小骨空、神门、劳宫、后溪、阳池等穴位各 50～100 次。

爱心贴士

(1) 切勿病急乱投医，应以平常的心态寻找正规医院、专业医师进行治疗。患者可尽量通过按摩、气功、中药等途径进行调养，不可滥用壮阳药物。

(2) 要养成正常的起居习惯，保持心情舒畅，加强体育锻炼。戒除不良习惯，如手淫、纵欲、酗酒等，不抽烟或少抽烟，不要过度劳累，注意劳逸结合。治疗期间，禁止房事。

(3) 积极治疗原发病，如慢性前列腺炎、精索静脉曲张、糖尿病、肝硬化、甲状腺功能亢进或减退等。

(4) 阳痿大多由精神心理因素造成，即使是器质性阳痿，患者的精神因素仍占有主导地位，故纠正心理因素为治病首要。阳痿患者应消除心理负担，克服自卑感，有利于疾病的治疗。

(5) 在治疗时医生应多加解释和安慰，消除阳痿患者紧张心理将有助于治疗。患者也应该树立信心，以积极的心态配合医生的治疗。

(6) 饮食以软食为主，适当进食滋养性食物和壮阳食物，宜多吃动物内脏。宜常吃含精氨酸较多的食物，禁止吃肥腻、过甜、过咸的食物。

六、遗精

遗精是指不因性交而精液自行外泄的一种男性性功能障碍性疾病。如果有梦而遗精者称为梦遗；无梦而遗精者，甚至清醒的时候精液自行流出称为滑精。如果是发育成熟的男子，每月偶有 1~2 次遗精，且次日无任何不适者，属生理现象，不是病态。若遗精次数过频，每周 2 次以上或一夜数次，且有头晕眼花、腰腿酸软、两耳鸣响等症状者，则应及时治疗。

中医认为，遗精的发生主要与心、肝、肾的功能失调有关，无梦而遗精多由肾不藏精，精关不固所致；有梦而遗精多由于思虑欲念，心肝火旺，心肾不交或湿热下注，扰动精室引起。

手部按摩可以清热除湿，交通心肾，补肾固精，能调节内分泌活动和神经系统的功能，平衡激素，通过神经-体液的调节，不仅能维持正常精神思维活动，而且还能调理性功能活动，有利于遗精的治疗恢复。

【有效穴位】

选择神门、少府、劳宫、阳池、中魁等穴位（图 4-27）。

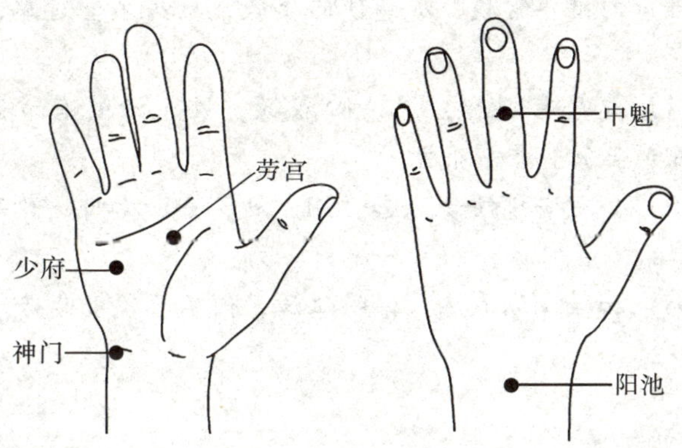

图 4-27　遗精有效穴位

【有效反射区】

按摩垂体、肾、肾上腺、肝、生殖腺、输尿管、膀胱、腹股沟、腹腔神经丛、腰椎、骶骨、脾等反射区（图 3-10、图 3-11）。

【按摩手法】

（1）按揉或推按反射区各 100~150 次，重点按摩垂体、肾、肾上腺、肝、生殖腺等反射区。

（2）点揉或拿捏神门、少府、劳宫、阳池、中魁等穴位各 50~100 次，力度适中。

爱心贴士

（1）遗精的时候不要中途忍精，不要用手捏住阴茎不使精液流出，以免败精贮留精宫，变生他病。

（2）睡眠时不要俯卧，养成侧卧习惯，以免压迫和摩擦阴茎，引起阴茎充血，诱发遗精。

（3）内裤要常换，尽量使其柔软，被褥不宜过厚，衣裤不宜过紧。

（4）起居有规律，应清心寡欲，性生活要有节制，戒绝手淫，摒弃杂念，惜精养神。

（5）合理安排饮食，忌食烟、酒、茶、咖啡、葱蒜辛辣等刺激性食品，戒烟酒。

（6）加强身体锻炼，增强体质，但不要过度疲劳。

第六节　运动系统疾病的手部按摩疗法

一、肩周炎

肩周炎全称为肩关节周围炎，又称“五十肩”“漏风肩”或“冻结肩”，是以肩关节疼痛和功能障碍为主要症状的常见病症。本病好发于50岁左右，女性发病率略高于男性，多见于体力劳动者。肩周炎起病缓慢，多数无外伤史，病程较长，表现为肩部疼痛，可放射到颈部、前臂和手，可引起肌肉痉挛。晚间疼痛加剧，常半夜疼醒，穿脱上衣时疼痛加剧，严重者甚至不能洗脸、梳头，肌肉无力，肩关节活动受限，尤其是外展、后伸等动作。

中医学认为，本病的发生是由于肝肾亏损，气血虚弱，血不荣筋，或外伤后遗，痰浊瘀阻，复感风寒湿邪，使气血凝滞不畅，筋脉拘挛而致。

防治肩周炎，药物治疗效果甚差，主要靠功能锻炼，宜尽早进行自我按摩活动。

【有效穴位】

选择曲池、合谷、后溪、外劳宫等穴位（图 4-28）。

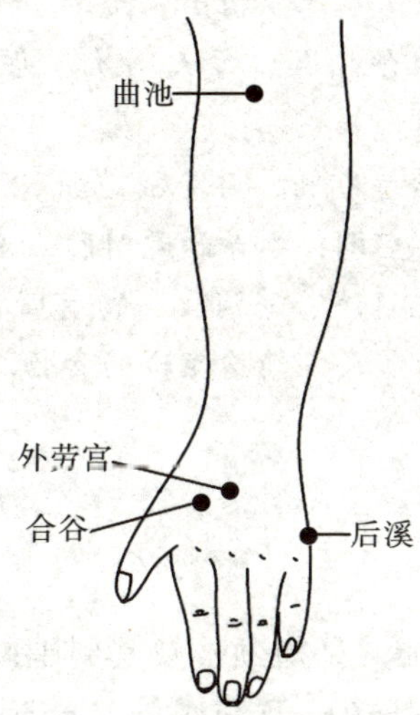

图 4-28　肩周炎有效穴位

【有效反射区】

按摩肩关节、颈项、颈肩区、斜方肌、颈椎、肝、肾、膀胱、输尿管、胸椎、上身淋巴结、胸腺淋巴结等反射区（图 3-10、图 3-11）。

【按摩手法】

（1）按揉或推按反射区各 100~150 次，重点反射区是肩关节、颈项、颈肩区、斜方肌、颈椎。

（2）点揉或拿捏合谷、后溪、外劳宫穴各 100~150 次，力度稍重，以胀痛为宜。

爱心贴士

(1) 肩部活动锻炼。每天晚各一次，每次10~20分钟。要持之以恒，循序渐进，幅度要由小至大。

(2) 肩部可配合热敷，每天一次，每次10分钟，水温不要过高，以免烫伤。

(3) 肩周炎治疗期间，避免提重物，避免风寒侵袭。夏季避免肩部久吹风扇和空调，冬季睡觉时防止肩露被外受凉。

(4) 饮食宜吃清淡、易消化、富有营养的食物，多吃富含维生素的新鲜蔬菜和水果，禁吃生冷的食物。

二、颈椎病

颈椎病又称颈椎综合征，是指颈椎及其周围软组织发生病理改变而导致颈神经根、颈部脊髓、椎动脉及交感神经受到压迫或刺激引起的综合征。本病好发于40岁以上成年人，男女皆可发生，是临床常见的多发病。颈椎病主要表现为颈肩痛、头晕头痛、上肢麻木、肌肉萎缩、严重者双下肢痉挛、行走困难，甚至四肢麻痹、尿便障碍，出现瘫痪。

颈椎病根据压迫的部位和临床症状，可以分为神经根型、脊髓型、椎动脉型、交感神经型与混合型五型。其中，以神经根型最为多见，占颈椎病的65%。神经根型颈椎病的主要临床表现为颈项僵硬、活动受限、有一侧或两侧颈肩臂放射痛，并且伴有手指麻木、感觉迟钝等。椎动脉型颈椎病主要表现为颈性眩晕、颈肩痛或颈枕痛、耳鸣耳聋及视物不清等。脊髓型颈椎病可以表现为一侧或两侧肢体麻木、发僵无力、踩棉花感，甚至出现高位截瘫，感觉和运动障碍等。交感神经型颈椎病可以表现为枕部痛或偏头痛、心慌、胸闷、肢凉、四肢酸胀、排汗异常及失眠等。混合型为两型或两型以上的症状同时出现。

颈椎病多因身体虚弱、肾虚精亏、气血不足、濡养欠乏，淤血等病理产物积聚，导致经络不通、筋骨不利而发病。本病与职业有密切的关系，颈部经常处于前屈状态，如写字、打字、缝纫、刺绣、久坐办公室等。

手部按摩配合功能锻炼治疗颈椎病疗效较为满意，对神经根型疗效尤佳。手部按摩可以解除患部肌肉和血管的痉挛，改善血液循环，增强局部的血液供应，促进病变组织的修复；同时有利于消除肿胀，缓解对神经根或其他组织的压迫，从而减轻或消除临床症状。手部按摩对脊髓型颈椎病的治疗效果欠佳。

【有效穴位】

选择列缺、后溪、内关、合谷、曲池、外关、三阳络、落枕（外劳宫）等穴位（图 4-29）。

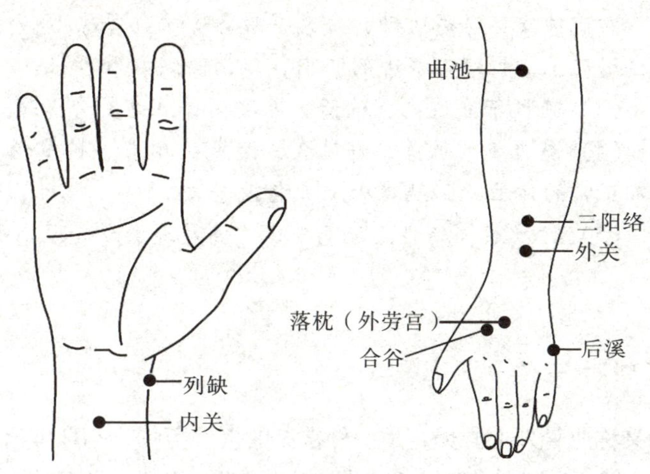

图 4-29 颈椎病有效穴位

【有效反射区】

按摩颈椎、颈项、大脑、肾、输尿管、膀胱、肺、肩、斜方肌、头颈淋巴结、胸椎、腰椎、骶骨、尾骨、甲状腺、甲状旁腺等反射区（图3-10、图 3-11）。

【按摩手法】

（1）按揉或拿捏列缺、后溪、合谷、曲池等穴位各 100 次。

（2）点按颈椎、颈项、大脑、肾、输尿管、膀胱、肺、肩、斜方肌等反射区各 100~200 次。

（3）若有时间，可按内关、外关、三阳络、外劳宫等穴位和头颈淋巴结、胸椎、腰椎、骶骨、尾骨、甲状腺、甲状旁腺等反射区各 50~100 次。

（4）在按摩上述穴位的同时，轻轻地、慢慢地向各个方向转动头部，幅度由小渐大，这样效果会更好。每天按摩 2 次，10 天为 1 个疗程。

爱心贴士

（1）颈椎牵引和颈托对颈椎病的治疗有一定帮助，可在医生指导下运用。

（2）配合适当的颈部功能锻炼，如颈部的前屈、后伸、左前伸、右前伸及环转等运动，每天早晚各 1 次，每次 10 分钟。患者可自用双手拿捏颈部肩部的肌肉，以消除酸痛和紧张。

（3）睡枕不宜过高、过低、过硬，并注意局部保暖。

（4）患者不宜低头工作过久，避免头顶或手持重物，也要避免不正常的体位，如躺在床上看电视等。

（5）防风寒、潮湿，避免午夜、凌晨洗澡或受风寒吹袭。

三、网球肘

网球肘又称肱骨外上髁炎，是一种常见的慢性劳损，与职业有关。多数人起病缓慢，一般无明显外伤史，有长期使用肘部、腕部活动劳损史。患者觉得肘后外侧酸痛，尤其在做旋转背伸、提、拉、端、推等动作时疼痛更为剧烈。

手部按摩配合患部按摩、热敷及艾灸治疗网球肘疗效显著。手部按摩可温经散寒，调理气血，并增强机体免疫功能，加强患部血液循环，消除局部肿胀，促进损伤组织的修复。

【有效穴位】

选择曲池、手三里、曲泽、合谷、内关、外关等穴位（图 4-30）。

【有效反射区】

按摩肘关节、腕关节、肩关节、头颈淋巴结、甲状旁腺、肝、肾等反射区（图 3-10、图 3-11）。

【按摩手法】

（1）按摩曲池、手三里、曲泽、合谷、内关、外关等穴位各 100~200 次，按摩手法刺激力度适中偏大，以患者能耐受为度。

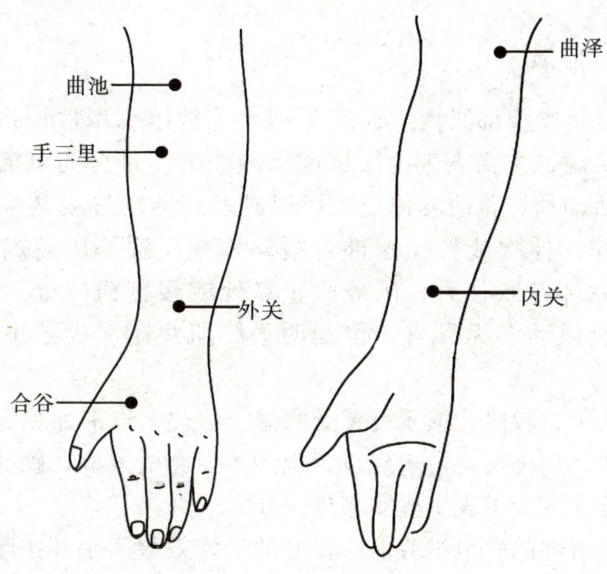

图 4-30　网球肘有效穴位

（2）按揉或点揉刺激肘关节、腕关节、肩关节、头颈淋巴结、甲状旁腺、肝、肾等反射区各 100～200 次。按摩刺激肘关节、腕关节、肩关节、肝、肾等反射区。

每天按摩 1 次，10 次为 1 个疗程。可重复 3～4 个疗程，直至完全恢复。自己用手按揉患部，每天 1～2 次，每次 10 分钟。

配合热敷，每天 1 次，每次 10 分钟。注意水温不要太高，以免烫伤。也可用艾条悬灸，每次 10 分钟，艾条与患部的距离以患者自觉舒适为宜。

爱心贴士

（1）推拿治疗时不要过度用力产生过强的刺激，以免产生新的损伤。

（2）注意劳逸结合，适当减轻劳动强度。

（3）治疗期间注意休息，局部保暖。

（4）坚持治疗和自我保健。

四、腰肌劳损

腰肌劳损是指腰部肌肉、筋膜与韧带等软组织慢性损伤，是腰腿痛中最常见的疾病，主要表现为腰部酸痛或胀痛，部分为刺痛或灼痛；休息后，适当活动和经常改变体位时可以减轻，活动过度又会加重。不能持续弯腰工作，伸腰或按压腰部可缓解疼痛。腰部压痛点多在骶棘肌处，髂骨嵴后部，骶骨后、骶棘肌止点处或腰椎横突处。腰肌劳损患者腰部外形及活动多无异常，也无明显腰肌痉挛，少数患者腰部活动稍受限。

中医学认为，腰肌劳损系因感受寒湿、湿热、气滞血瘀、肾亏体虚或跌仆外伤所致。病理变化常表现以肾虚为本、感受外邪、跌仆闪挫为标的特点。临证首先宜分辨表里虚实寒热，分别施治。

按摩对腰背部的软组织劳损有良好的治疗效果。手部按摩既可以补益肝肾、舒利筋骨、通络止痛，还能增强机体的免疫功能，促进疾病的康复。

【有效穴位】

选择后溪、合谷穴和腰痛点（图 4-31）。

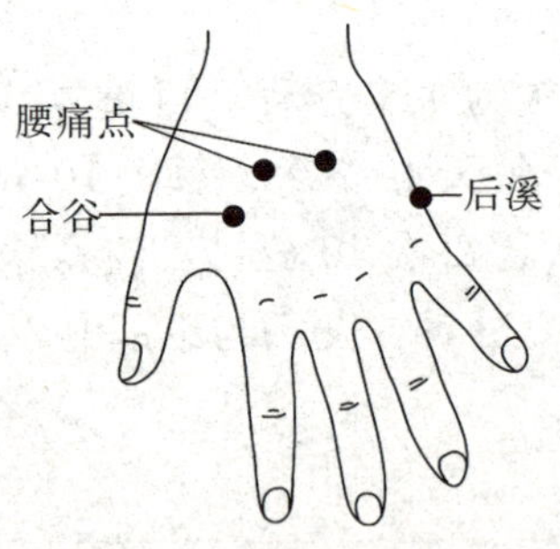

图 4-31　腰肌劳损有效穴位

【有效反射区】

按揉或推按腰椎、骶骨、尾骨、肾、肾上腺、腹腔神经丛、垂体、膀胱、输尿管、甲状旁腺等反射区（图 3-10、图 3-11）。

【按摩手法】

（1）点按或拿捏后溪、合谷等穴位，切按腰痛点，同时活动腰部，每穴各按摩20~30次。

（2）按揉或推按反射区各100~150次，重点反射区是腰椎、骶骨、尾骨、肾、肾上腺。

每天按摩1次，10次为1个疗程。经过几个疗程的治疗，如症状明显减轻，可减少操作次数至一半量，但仍须坚持，以巩固疗效，防止复发。

爱心贴士

（1）避免寒湿、湿热侵袭，改善阴冷潮湿的工作生活环境，勿坐卧湿地，勿冒雨涉水，劳作汗出后及时擦拭身体、更换衣服，或饮姜汤水驱散风寒。

（2）在日常生活和工作中，患者在劳动中要注意尽可能变换姿势，纠正习惯性不良姿势，勿过度疲劳。

（3）应当睡硬板床或者比较硬的席梦思床垫，避免睡行军床或者软的沙发，起床后要适当做一些腰部运动。

（4）避免腰部过度疲劳或用力不当。

（5）应加强腰肌锻炼，以增强腰肌力量，减少腰肌损伤。常用腰肌锻炼方法有仰卧挺腹、俯卧鱼跃等，可早晚各做5~10次。

（6）体虚者可适当食用、服用具有补肾功效的食品和药物。

五、急性腰扭伤

急性腰扭伤俗称“闪腰”，多为突然遭受间接外力，使腰部肌肉、韧带、筋膜和关节囊等组织过度牵拉、扭转，甚至撕裂，导致腰部肌肉、韧带、筋膜、椎间小关节、腰骶关节的急性损伤，进而出现剧烈腰痛、腰部活动受限，乃至卧床难起等一系列症状。急性腰扭伤患者的腰部常有明显的压痛点，腰部及下肢的活动会导致疼痛加剧。该病的发病部位多在腰骶、骶部及两侧骶棘肌，多见于男性患者。

急性腰扭伤若损伤严重，或未及时治疗，或处理不当，使症状长期存在，则可演变成慢性腰痛，故该病应及早治疗。

手部按摩可以舒筋活络、活血止痛，对于治疗急性腰扭伤有较好的疗效。

【有效穴位】

选择后溪、合谷穴和腰痛点（图 4-32）。

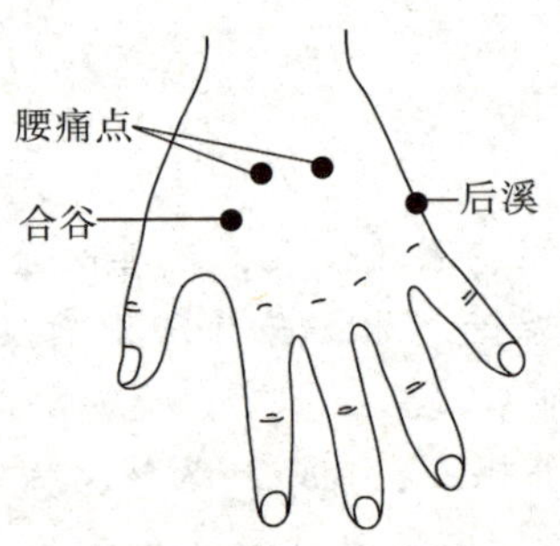

图 4-32 急性腰扭伤有效穴位

【有效反射区】

按摩腰椎、骶骨、尾骨、肾、肾上腺、腹腔神经丛、下身淋巴结、膀胱、输尿管等反射区，重点按摩腰椎、骶骨、肾、肾上腺、下身淋巴结等反射区（图 3-10、图 3-11）。

【按摩手法】

（1）点按腰痛点、后溪、合谷等穴位各 100~200 次。

（2）点按各反射区 100 次，重点按摩腰椎、骶骨、肾、肾上腺、下身淋巴结等反射区。手部按摩时，患者应活动腰部，以配合治疗。

每天按摩 1~2 次，一般患者经过 3~5 天的治疗，症状就会大为减轻，此后，继续按摩 3~5 次，以巩固疗效。

爱心贴士

（1）运动前要做好腰部准备活动，如前后弯腰、左右转身、上跳下蹲、伸长缩短等。

（2）尽量避免弯腰性强迫姿势工作时间过长。掌握正确的劳动姿势，站稳后再迈步，搬、提重物时，应取半蹲位，使物体尽量贴近身体。

（3）应加强劳动保护，在做扛、抬、搬、提等重体力劳动时，应使用护腰带，以协助稳定腰部脊柱，增强腹压，增强肌肉工作效能。

（4）发生急性腰扭伤时应卧床休息。患者宜卧硬板床休息，腰部制动，以促进恢复，比较严重的患者应借助物品固定，以免继发损伤。且急性腰扭伤需及时治疗，以防演变为慢性腰痛。

（5）腰部在损伤 24 小时内禁忌热敷，以免局部出血加重症状。损伤 24 小时后，患部可做热敷，每天 1 次，每次 10 分钟，但要注意水温，以防烫伤。

（6）经过治疗后，应该经常适当按摩腰背部，促进其恢复，防止腰肌劳损。注意局部保暖，病情缓解后，逐步加强腰背肌肉锻炼。

（7）在寒冷潮湿环境中工作后，应洗热水澡以祛除寒湿，消除疲劳。

六、腕管综合征

腕管综合征又称腕管狭窄症，系指腕部外伤、骨折、脱位、扭伤或腕部劳损等原因引起腕横韧带增厚，管内肌腱肿胀，瘀血机化使组织变性，或腕骨退行性变、增生，使管腔内周径缩小，从而压迫正中神经，引起手指麻木无力为主的一种病症。本病好发于职业性搬运、托举、扭拧、捏拿等工作的人群。本病的主要症状：患者桡侧 3 个半手指麻木或刺痛，夜间加剧，寐而痛醒，温度高时疼痛加重，活动或甩手后可减轻；寒冷季节患指发凉、发绀、手指活动不灵敏，拇指外展肌力差；病情严重者患侧大小鱼际肌肉萎缩、皮肤发亮、指甲增厚，甚至出现患指溃疡等神经营养障碍症状。

手部按摩治疗腕管综合征应以活血化瘀，舒筋通络，行气止痛为主。

【有效穴位】

选择大陵、内关、外关、阳溪、阳池、列缺、鱼际、劳宫、合谷等穴位（图 4-33）。

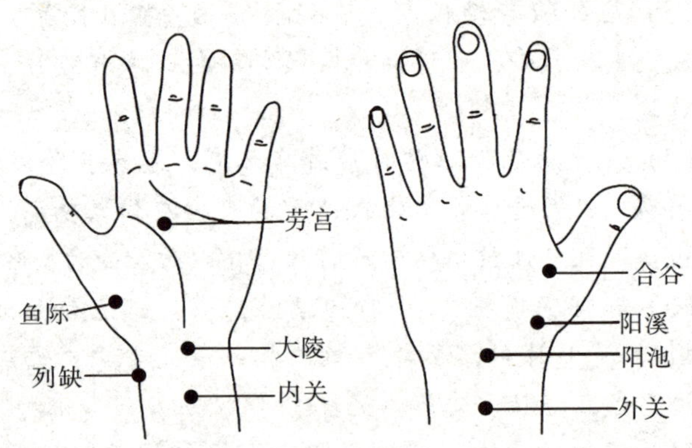

图 4-33　腕管综合征有效穴位

【有效反射区】

按摩肾、输尿管、膀胱、肺、颈肩区等反射区（图 3-10、图 3-11）。

【按摩手法】

（1）按揉大陵、内关、外关、阳溪、阳池、列缺、鱼际、劳宫、合谷等穴位各 100~200 次，按摩手法刺激力度适中，以得气为度。

（2）按揉或点揉肾、输尿管、膀胱、肺、颈肩区等反射区各 100 次。

（3）点揉痉挛刺激点、止痛点等反应点各 100~200 次。

（4）掐揉上肢穴等全息穴 100~200 次。

每天按摩 1 次，10 次为 1 个疗程。治疗以上述穴位为重点，采用按揉拿捏等手法，以腕关节为中心进行治疗。运用手法时可配合冬青油膏或解痉镇痛等活血化瘀药物，既能加强按摩的治疗效果，又可保护患者的皮肤。治疗结束时要做适当的拔伸牵引，以松解粘连、滑利关节。

爱心贴士

(1) 对于急性期病情较重患者，应将患臂用硬纸板托住，呈功能位，用三角巾悬吊于胸前，松弛压迫，减少运动。急性期后，疼痛缓解，嘱患者练习腕伸屈、臂旋转、伸指握拳等，促使肌肉及肌腱的活动，防止失用性萎缩和粘连。

(2) 并非手指麻木的人都患有腕管综合征，其他一些疾病也能导致手指麻木，应与腕管综合征加以区别，如颈椎间盘突出、多发性神经炎、颈椎病等。

(3) 平日里患者可每天自行活动手腕数次，以促进血液循环。

(4) 上班族在工作期间应该注意手腕的休息与锻炼，不能一个动作从头做到尾。频繁使用双手工作时应该提高对疾病的重视，及早做好预防工作。特别是电脑工作者应保持良好的工作姿势，从而避免手腕关节的损伤。

(5) 即便患上了腕管综合征，也不要太过担心、紧张，及时去医院诊治，切不可听之任之，否则会导致手腕部的神经受损，甚至发生肌肉坏死。

(6) 患者应注意局部保暖，防止受凉，避免用冷水，可经常自行擦热患部。

七、腰椎间盘突出症

腰椎间盘突出症是因椎间盘变性、纤维环破裂、髓核突出刺激或压迫神经根、马尾神经所表现的一种综合征。主要症状是腰痛伴有下肢放射痛，咳嗽、喷嚏、用力排便、步行、弯腰、伸膝、起坐等都会使疼痛加重，腰部活动受限，脊柱侧弯，后期可出现小腿和足部麻木、下肢肌力下降和患肢温度降低等症状，在腰部可找到压痛点。腰椎间盘突出症以腰4~5和腰5~骶1间隙发病率最高，占90%~96%，多个椎间隙同时发病者仅占5%~22%。腰椎间盘突出症以青壮年最多见，男性较女性多，20岁以内占6%左右，老年人发病率低。

按摩治疗可以解除腰臀部肌肉痉挛，从而降低椎间盘内压力，有利于突出物的回纳；按摩也可以加强腰部的血液循环，有利于消除局部水肿，松解粘连，促使损伤的神经根恢复功能。

【有效穴位】

选择后溪、合谷、手三里等穴位和腰痛点（图 4-34）。

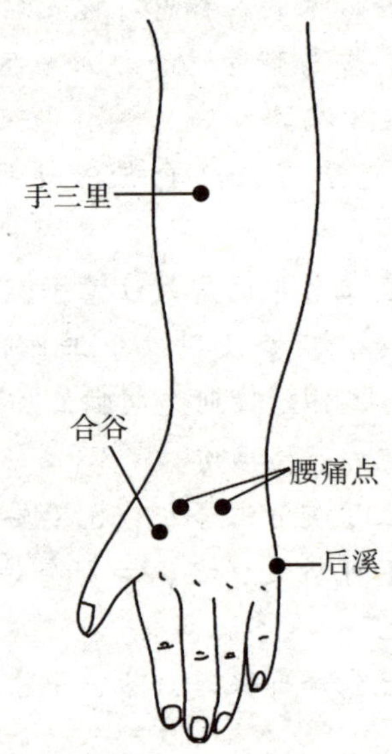

图 4-34　腰椎间盘突出症有效穴位

【有效反射区】

按揉或推按腰椎、骶骨、肾、肾上腺、髋关节、膝关节、膀胱、输尿管、垂体、甲状旁腺、上身淋巴结、下身淋巴结、腹腔神经丛、尿道、阴道等反射区（图 3-10、图 3-11）。

【按摩手法】

（1）分别从大小鱼际穴开始，向指根方向揉捏手掌，频率为每分钟 50~100 次。接着，分别捻揉每根手指。双手交替按摩。

（2）按揉或推按反射区各 100~150 次，重点按摩腰椎、骶骨、肾、肾上腺、髋关节、膝关节等反射区。

（3）点揉或拿捏后溪穴、合谷穴、腰痛点各100~150次。

爱心贴士

（1）患者在治疗期间应睡硬板床休息，同时注意腰部保暖。患者在急性发作期间要绝对卧床，最好排尿便也不要下床。

（2）中央型腰椎间盘突出症，并有脊髓或马尾神经受压症状，如鞍区麻痹、尿便功能障碍等，不宜做按摩治疗，应考虑手术或其他疗法。

（3）患者在恢复期间起床活动，可用护腰保护腰部，同时可开始锻炼腰肌。仰卧挺腹和俯卧鱼跃是最简单也最为有效的锻炼方法，每天早晚各1次，每次各做5~10个。

八、膝关节炎

膝关节炎是指膝关节软骨变性及唇样骨质增生后产生骨赘，从而压迫膝关节周围组织而产生的临床症状。主要表现为膝关节持续性钝痛或酸痛，晨起疼痛较重，且关节僵硬，活动片刻后症状减轻，但活动过多后症状加重。

手部按摩可促进膝关节部位的血液循环，促进局部水肿的消退，松解局部组织的粘连，对膝关节炎具有较好的治疗保健作用。

【有效穴位】

选择合谷、外劳宫、腰痛点、止痛点等穴位（图4-35）。

【有效反射区】

按摩膝关节、肾、肾上腺、膀胱、输尿管、甲状旁腺、上下身淋巴结、腰椎、肝、脾等反射区（图3-10、图3-11）。

【按摩手法】

（1）揉按合谷、外劳宫、腰痛点、止痛点等穴位，以滑利关节。

（2）按摩膝关节、肾、肾上腺、膀胱、输尿管、甲状旁腺、上下身淋巴结、腰椎、肝、脾等反射区，重点按摩膝关节、甲状旁腺、肾、肾上腺等反射区。

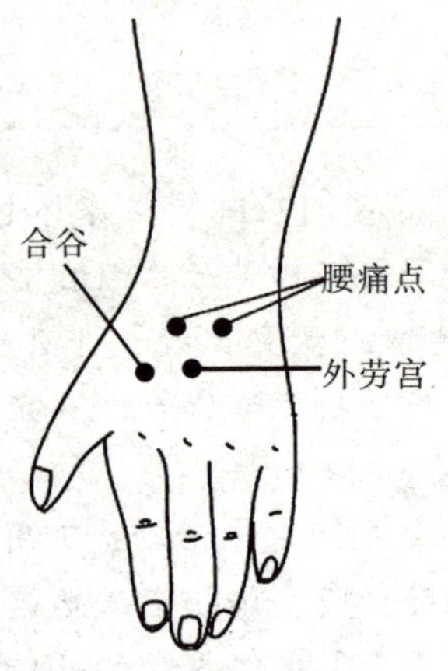

图 4-35 膝关节炎有效穴位

爱心贴士

（1）患者应少爬很陡的楼梯，少走上下坡路。平时应避免机械性损伤，膝关节受累者应避免跑步和球类等剧烈体育运动。

（2）扁平足、膝内外翻、驼背和脊柱侧弯等不良姿势，患者应尽量纠正。

（3）秋冬季节寒冷潮湿，患者要注意保暖，特别要在关键部位包上护膝或棉布，不要让患处接触凉风。

九、风湿性关节炎

风湿性关节炎是一种常见的急性或慢性结缔组织炎症，可反复发作并累及心脏。临床以关节和肌肉游走性酸楚、重着、疼痛为特征。临床主要症状表现为双膝关节和双肘关节疼痛、酸麻、沉重、活动障碍。局部有灼热感，或自觉灼热而触摸并不热。日久可关节变形，终致手不能抬，足不能行，生活不能处理。严重者可累及心脏。

中医称本病为“三痹”，根据感邪不同及临床主要表现，有“行痹”、“痛痹”、“着痹”的区别，病机主要为风寒湿邪三气杂至，导致气血运行不畅，经络阻滞。

手部按摩疗法是治疗类风湿性关节炎常用的辅助方法，长期坚持运用，并结合药物治疗和功能锻炼，可控制病情的加重并减轻症状。

【有效穴位】

选择尺泽、曲泽、太渊、大陵、曲池、阳溪、阳池等穴位（图 4-36）。

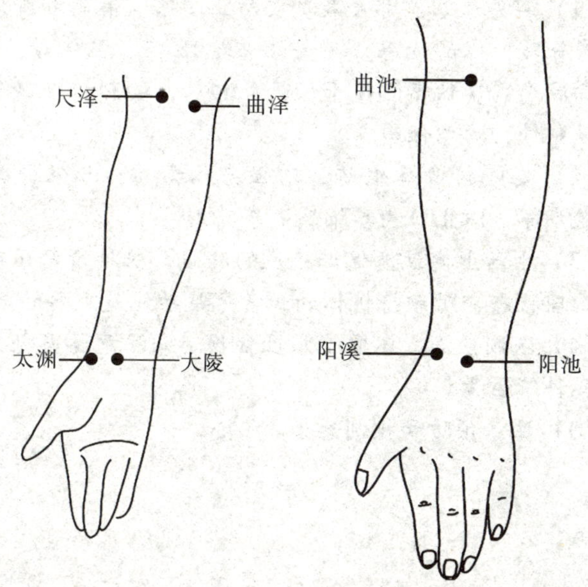

图 4-36　风湿性关节炎有效穴位

【有效反射区】

按摩垂体、肾、肾上腺、甲状旁腺、甲状腺、上下身淋巴结、颈椎、腰椎、胸椎、骶骨、头颈淋巴结、肝、膀胱、腹腔神经丛等反射区（图 3-10、图 3-11）。

【按摩手法】

（1）点按肘部的尺泽、曲泽、曲池各 30~50 次，力度以酸痛为宜，缓慢按摩。

（2）按揉太渊、大陵、阳溪、阳池各 30～50 次，力度稍重，以酸、胀、痛为宜。

（3）按揉或推按垂体、肾、肾上腺、甲状旁腺、甲状腺、上下身淋巴结、颈椎、腰椎、胸椎、骶骨、头颈淋巴结、肝、膀胱、腹腔神经丛等反射区各 100～150 次，尤其是垂体、肾、肾上腺、甲状旁腺，力度适中。

爱心贴士

（1）避免风寒湿邪侵袭。要防止受寒、淋雨和受潮，关节处要注意保暖，以防受寒。不穿湿衣、湿鞋、湿袜等。夏季暑热，不要贪凉受露。秋季气候干燥天气转凉，要防止受风寒侵袭；冬季寒风刺骨，注意保暖。

（2）要坚持身体锻炼，增强身体素质，如保健体操、太极拳、散步等，防止肌肉萎缩及关节畸形。

（3）生活上要注意保证充足的睡眠，保持情绪乐观，保持正常的心理状态，对维持机体的正常免疫功能是重要的。

（4）限制饮酒，不宜吃寒性食物。并注意适当补充优质蛋白质、各种维生素。

（5）注意预防和控制感染。

第七节　代谢与内分泌系统疾病的手部按摩疗法

一、甲状腺功能亢进症

甲状腺功能亢进症，简称甲亢，是一种由多种原因引起的甲状腺激素分泌过多的常见内分泌疾病，多见于中青年女性。甲亢的主要临床症状有甲状腺肿大、食欲亢进、体重减轻、心动过速、情绪容易激动、出汗、怕热、手抖、耳鸣、突眼等。若甲亢症状长期得不到有效控制，可导致甲亢性心肌病等并发症。

中医将甲亢归属“瘿气”范畴。认为七情内伤，禀赋不足是导致本病发生的主要原因。

甲亢治疗，应以药物等综合治疗为主，手部按摩只可作为其辅助疗法，用以增强药物治疗的效果。按摩手部相关穴位能理气化痰，软坚消肿，对毒性弥漫性甲状腺肿的疗效较好。

【有效穴位】

选择合谷、神门、大陵、劳宫、八邪、四缝等穴位（图 4-37）。

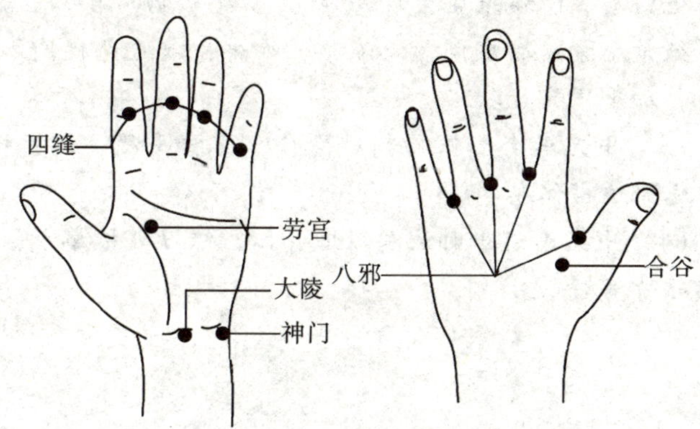

图 4-37　甲状腺功能亢进症有效穴位

【有效反射区】

按摩垂体、甲状腺、大脑、肾、肾上腺、心、腹腔神经丛、上身淋巴结、下身淋巴结、腹股沟、膀胱、输尿管、眼等反射区（图 3-10、图 3-11）。

【按摩手法】

（1）揉按合谷、神门、大陵、劳宫、八邪、四缝等穴位。

（2）按摩垂体、甲状腺、大脑、肾、肾上腺、心、腹腔神经丛、上下身淋巴结、腹股沟、膀胱、输尿管、眼等反射区，重点按摩垂体、甲状腺、肾、心等反射区。

爱心贴士

(1) 甲亢治疗应以药物等综合疗法为主，辅以手部按摩效果会更好。

(2) 甲亢患者注意饮食营养，多食新鲜蔬菜，少进肥腻、辛辣的食物。饮食上不适合吃海带、海虾等富含碘的食物，因其能促使肿大的甲状腺组织更加硬化难消。应适当补充营养物质如糖、蛋白质、B族维生素和维生素C及矿物质供给，尤钾、钙、磷等微量元素。戒烟酒，忌浓茶、咖啡，以避免代谢加快，产生兴奋，加重甲亢症状。

(3) 甲亢患者要保持精神愉快，情绪平稳，避免情绪激动，还要保证适当休息。

(4) 甲亢患者平时注意锻炼身体，练习太极拳或强壮功对甲亢治疗皆有帮助。

二、糖尿病

糖尿病又称消渴症，是常见的内分泌代谢病之一，是一种有遗传倾向的，由胰岛素相对分泌不足或胰高血糖素不适当地分泌过多而引起的以糖代谢紊乱、血糖增高为主要特征的全身慢性代谢性疾病。糖尿病主要表现为血糖升高和糖尿。临床上主要出现多饮、多尿、多食和体重减轻，即“三多一少”的症状。此外，还伴有蛋白质、脂肪、水及电解质紊乱。治疗糖尿病的原则有三条，一是减轻病损胰岛的负担，二是用药物替代体内分泌的胰岛素，三是减慢或减少并发症的发生。

中医学认为糖尿病是由于饮食不节、情志不调、恣性纵欲、热病火燥等原因造成。创伤、精神刺激、多次妊娠以及某些药物（肾上腺糖类皮质激素、女性避孕药等）是诱发或加重此病的因素。

手部按摩对糖尿病的治疗主要是调节中枢神经系统的功能，通过神经-体液调节机制，激发各内分泌腺功能的活性，特别是胰岛功能的活性，使其分泌功能较大的恢复或完全恢复。穴位刺激对初期糖尿病患者非常有效。每天持续不断进行，可预防病况恶化。进行一定时日后，甚至可以消除不舒服的症状，减轻并发症。

【有效穴位】

选择曲池、手三里、劳宫、合谷、阳池等穴位（图 4-38）。

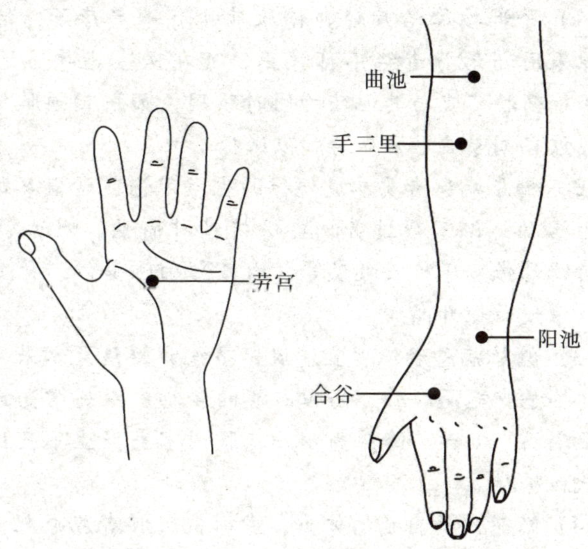

图 4-38　糖尿病有效穴位

【有效反射区】

推按或点揉胰、肾、垂体、肾上腺、腹腔神经丛、甲状腺、输尿管、膀胱、胃、十二指肠等反射区（图 3-10、图 3-11）。

【按摩手法】

（1）掐按劳宫穴 50～100 次。

（2）点按曲池、手三里、合谷等 50～100 次。

（3）重点掐按劳宫穴，可多掐按几次，因为此穴是治疗体内瘀血的特效穴，反复刺激此穴，可改善全身的血液循环。

（4）在胰、胃、垂体、肾、腹腔神经丛处点按 50～150 次，以稍有疼痛为宜。

（5）在肾上腺、甲状腺、输尿管、膀胱、十二指肠区推压 50～100 次，以酸胀为宜。

爱心贴士

(1) 手部按摩治疗轻型糖尿病具有一定疗效，但需长期坚持。原来用药治疗者绝不可停药，可在医生指导下适当减少药量。降糖药物不宜与其他药物同时服用，如果必须服用其他药物时，应该咨询专业医师后再加以选择。

(2) 糖尿病患者要养成规律的生活习惯，适当参加力所能及的体力活动，但不得过劳。要保持精神愉快，对血糖稳定很重要。情绪紧张、压抑或激动等，均可影响脑垂体、肾上腺及胰岛功能、导致血糖升高。

(3) 糖尿病患者饮食宜清淡，多吃新鲜蔬菜水果，控制糖的摄入，尽量少吃高脂肪、高胆固醇的食物，以免增高血糖。患者应禁止喝酒，酒精与降糖药物一起服用容易产生不良反应，甚至发生低血糖症。

(4) 随时注意自己的体重，身材较肥胖者应减肥，进行适量的锻炼，如坚持多做游泳、散步、骑车、慢跑、简化太极拳、内养功等有氧运动方式。

三、更年期综合征

更年期是指女性从生育期向老年期过渡的一段时期，是卵巢功能逐渐衰退的时期，此段时间绝经是女性的重要标志，对于男性来说，相当于开始进入老年期的年龄阶段。在此期间，女性由于性激素分泌量减少，引起内分泌系统和自主神经功能失调而出现一系列临床症状，这就是更年期综合征。女性在更年期会出现月经不规则外，一些患者还伴有颜面阵发性潮红、出汗、发热感、失眠、心烦、耳鸣、尿频、阴道干燥、性欲减退、骨质疏松和身体发胖等症状。男性患者可出现性欲下降，甚至出现阳痿等。

中医认为本病与肝肾虚有关，手部按摩具有良好的滋补肝肾作用。手部按摩能够调节内分泌系统功能，恢复自主神经系统的正常功能，从而改善全身和局部症状。

【有效穴位】

选择中泉、合谷、少府、神门、阳池、中魁等穴位（图 4-39）。

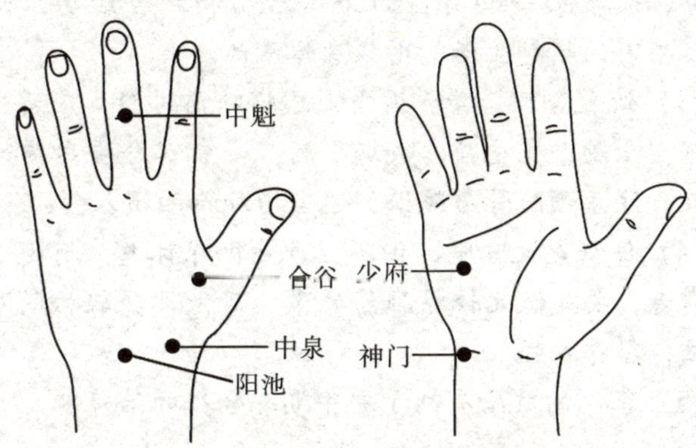

图 4-39　更年期综合征有效穴位

【有效反射区】

按摩生殖腺、垂体、大脑、心、肝、肾、肾上腺、甲状旁腺、子宫、腹腔神经丛、膀胱、输尿管、肺、支气管、脾、腹股沟、颈椎、上身淋巴结、下身淋巴结等反射区（图 3-10、图 3-11）。

【按摩手法】

（1）点揉或拿捏中泉、合谷、少府、神门、阳池、中魁等穴位各 50~100 次，力度适中，以产生胀痛感为宜。症状严重者，可用香烟灸，用温热的刺激改善机体内分泌功能，使激素的分泌和精神状态得以稳定。

（2）按揉或推按反射区各 100~150 次，重点按摩生殖腺、垂体、大脑、心、肝、肾、肾上腺、甲状旁腺、子宫、腹腔神经丛等反射区，力度适中。

（3）各治疗区可反复交替使用。

爱心贴士

（1）按摩后用热水浸手，并喝温开水。

（2）生活应有规律，注意劳逸结合，保持豁达、乐观的情绪，适当参加体育锻炼。身体尚好时，主动从事力所能及的工作和家务，或参加一些有益的文体活动和社会活动，如打太极拳等，以丰富的精神生活，增强身体素质。

（3）饮食合理，营养适当，忌临睡前进食。应适当限制高脂肪及糖类食物，少吃盐，戒烟、酒，多食富含蛋白质的食物及水果蔬菜。注意预防骨质疏松，适当增加钙的摄入。

（4）保证充足睡眠，但不宜过多卧床休息。有晚上工作和学习习惯者，要先做比较费脑筋的事，后做比较轻松的事，以便放松大脑，容易入睡。

（5）家人的鼓励有利于更年期综合征的治疗。

四、肥胖症

肥胖症是指体内脂肪堆积过多和（或）分布异常、体重增加，是包括遗传和环境因素在内的多种因素相互作用所引起的慢性代谢性疾病。肥胖症可始于任何年龄，40~50岁女性多见。导致肥胖的因素可分为内因和外因两种。内因是指体内调节异常，包括遗传、神经精神和内分泌等因素；外因是指饮食和活动不平衡，包括饮食情况、生活习惯、职业及社会环境等因素。

人体标准体重的计算公式是：

男性平均体重（千克）= 身高（厘米）-105

女性平均体重（千克）= 身高（厘米）-100

一般而言，超过标准体重的10%，称为过重，超过标准体重20%~30%者为轻度肥胖；超过30%~50%者为中度肥胖；超过50%则为重度肥胖。

手部按摩疗法有较好的减肥效果，而且不会产生副作用。对于内分泌失调引起的肥胖症，手部按摩重在调节内分泌功能，从而调节体内的脂肪代谢；对于因摄食过多引起的肥胖症，手部按摩重在调节胃肠道的功能，减少食物的摄入，从而减少脂肪的堆积。

【有效穴位】

选择后溪、神门、合谷、八邪、中泉、便秘点等穴位（图 4-40）。

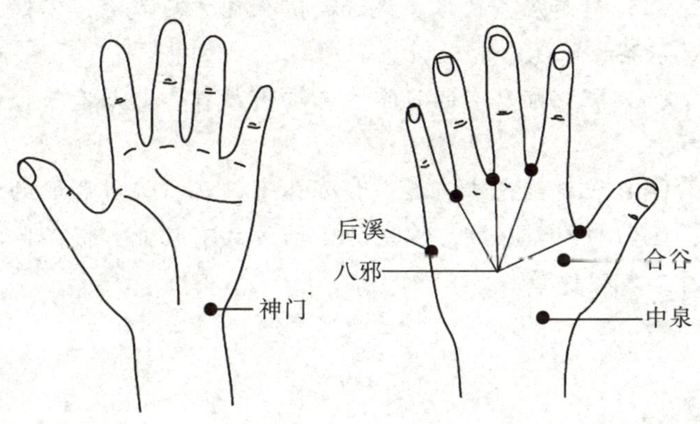

图 4-40　肥胖症有效穴位

【有效反射区】

按摩甲状腺、垂体、胃、十二指肠、胰、肾、膀胱、输尿管、脾、肾上腺、腹腔神经丛等反射区（图 3-10、图 3-11）。

【按摩手法】

（1）刺激后溪、神门、合谷、八邪、中泉、便秘点等穴位。为了使胃的功能降低，强烈的刺激是必要的，直到感觉疼痛时为止。若刺激不够强烈，反而会出现反效果。

（2）按摩甲状腺、垂体、胃、十二指肠、胰、肾、膀胱、输尿管、脾、肾上腺、腹腔神经丛等反射区，重点按摩甲状腺、胰、垂体、胃等反射区，采用强刺激。

爱心贴士

(1) 肥胖症患者必须控制饮食，特别是避免高脂肪、高糖类和高热量饮食，避免碳水化合物的大量摄入，多食含维生素、矿物质及纤维量多的食物。患者用餐时应细嚼慢咽，减少食物的摄入量。

(2) 患者应多饮水，促进新陈代谢。应戒酒，不饮或少饮咖啡、浓茶，限制含糖饮料。

(3) 肥胖症患者的日常生活要有规律，起居有节，保持排便通畅。

(4) 肥胖症患者应适当加强体育锻炼，促进脂肪的消耗。同时，运动要持之以恒，常见的运动方式有快走、慢跑、打球、俯卧撑、爬楼梯等。

第八节　五官疾病的手部按摩疗法

一、近视

近视是临床常见眼病，是指视远物模糊不清，视近物仍正常。本病以青少年居多，由先天性遗传和后天环境等因素引起，营养不良、微量元素的缺乏、龋齿等都与近视的发生有一定关系。近视症状表现为远处的物体、字迹辨认困难，也会出现眼胀、头痛、视疲劳等症状。由于眼的调节器官痉挛所引起的近视，称为假性近视。

中医学上近视又称为“能近怯远症”，主要由于先天禀赋不足，肝血虚、肾精亏，不能灌注于目而导致光华不能。先天性遗传因素的近视治疗很难见效，而后天近视只要治疗及时，治疗方法正确，症状一般会明显好转或减轻。

按摩具有养血安神、明目定志、消除痉挛的作用。手部按摩结合局部按摩对假性近视的治疗有较好的效果。

【有效穴位】

选择合谷、神门、后溪、少泽、大骨空等穴位（图 4-41）。

【有效反射区】

按摩眼、肝、大脑、额窦、肾、肾上腺、心、脾、小脑、脑干、三叉神经、甲状腺、膀胱、输尿管、颈肩区等反射区，重点按摩眼、肝、大脑、额窦、肾、肾上腺、心、脾等反射区（图3-10、图3-11）。

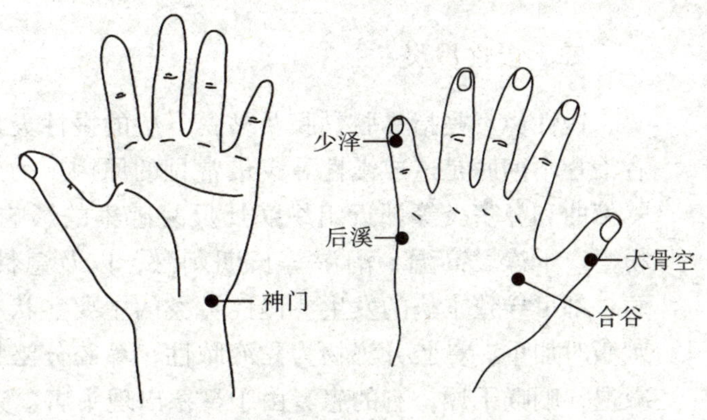

图 4-41　近视眼有效穴位

【按摩手法】

（1）点按或拿捏合谷、神门、后溪、少泽、大骨空等穴位各 50~100 次，力度以产生酸痛为宜，各个治疗区可反复交替使用。

（2）按揉眼、肝、额窦、肾上腺反射区各 100~150 次。

（3）点按或推按大脑、肾、颈肩区各 100~150 次，力度适中。

爱心贴士

（1）配合手部按摩经常做一些眼保健操，每天上下、左右转动眼球各 10~20 次，需长时间用眼时注意多放松眼部肌肉。

（2）发现近视后应及时检查治疗，以免度数加重。

（3）注意用眼卫生，坚持正确的读书写字姿势。看书时保持距离，端正坐姿。切勿在卧床、走路或乘车时看书。且要创造良好的照明条件，亮度适中。

（4）多参加户外活动，严格控制看书、看电视和用电脑的时间，从根本上减少各种导致近视的诱发因素。

（5）养成良好的饮食习惯，保证充足的营养。摄入丰富的蛋白质和维生素。多吃含钙食物，如牛奶、豆制品、鱼虾等；并搭配食用动物的肝脏、蛋黄、绿色蔬菜等富含维生素 D 的食物，以增加钙的吸收与利用。

二、慢性鼻炎

慢性鼻炎是指鼻腔黏膜及黏膜下层的慢性炎症。急性鼻炎反复发作或者治疗不彻底是造成慢性鼻炎最常见的原因。另外，慢性扁桃体炎、鼻中隔偏曲和鼻窦炎等邻近组织病灶反复感染的影响，或者受外界有害气体、粉尘、干燥、高温、潮湿等长期刺激，以及急性传染病或慢性消耗性疾病，都可导致本病的发生。慢性鼻炎的主要症状有鼻塞、流涕，遇冷空气刺激时加重，鼻腔分泌物为黏液脓性，鼻腔分泌物增多，一般可伴有嗅觉减退，咽喉干燥，有的患者由于鼻塞出现头痛、头晕等症状。

中医学认为慢性鼻炎主要与肺的功能有关，因为“鼻为肺之窍”，鼻的各种功能正常，主要依赖肺气的作用。

手部按摩能够宣肺通窍、清热消炎、增强鼻的抗病能力。

【有效穴位】

选择液门、鱼际、少商、合谷、十宣、八邪等穴位（图 4-42）。

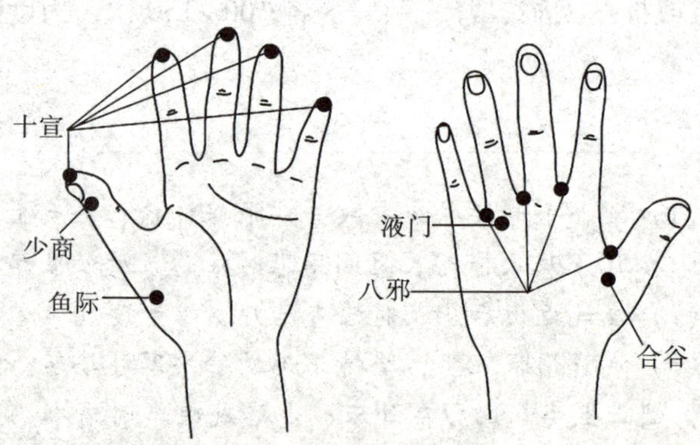

图 4-42　鼻炎有效穴位

【有效反射区】

按摩鼻、额窦、肺、支气管、上颌、下颌、垂体、头颈淋巴结、肝、肾、肾上腺、输尿管、膀胱、胸腺淋巴结、上身淋巴结和生殖腺等反射区（图 3-10、图 3-11）。

【按摩手法】

（1）按揉反射区各3~5分钟，每分钟60~100次，再点按或推按2~3分钟，用力由轻至重。重点按摩鼻、额窦、肺、支气管、上颌、下颌、垂体、头颈淋巴结等反射区。

（2）按揉、点揉或拿捏液门、鱼际、少商、合谷、十宣和八邪等穴位各50~100次。

爱心贴士

（1）在秋冬季或感冒流行期间，外出戴口罩，尽量少去公共场所，避免公众集会，对发病者做好隔离工作，对污染的室内可用白醋熏蒸进行空气消毒。

（2）注意营养，多吃含维生素丰富的食物，保持排便通畅。避免过度疲劳、睡眠不足、受凉、吸烟、饮酒等。

（3）可使用中草药预防，如受凉后可及早服用生姜、红糖水及时祛除“寒邪”；感冒流行期间，可服用荆芥、防风、板蓝根等中草药。

（4）加强体育锻炼，适当户外活动，增强抵抗力。

三、耳鸣

耳鸣是累及听觉系统的许多疾病不同病理变化的结果，病因复杂，机制不清，主要表现为无相应的外界声源或电刺激，主观上在耳内或颅内有声音感觉，患者自觉一侧或两侧耳内有各种不同的声音或响声，如蝉鸣、放气、水涨潮声等，在安静的环境中其感觉更为明显。耳鸣主要是由于听觉的传导器、感音器、听神经传导路的障碍、耳部疾病以及患有全身其他系统疾病而引起。

中医学认为耳鸣的发生主要在于肝肾。肾阴不足，虚火上炎，或肝胆火旺，上扰清窍，引起耳中鸣声不断及听力下降。

手部按摩可泻肝补肾，祛风化痰，促进患部血液循环，使外、中、内耳听觉感受器官及听神经功能恢复正常。

【有效穴位】

选择中冲、少泽、前谷、阳谷、商阳、阳溪和腕骨等穴位（图 4-43）。

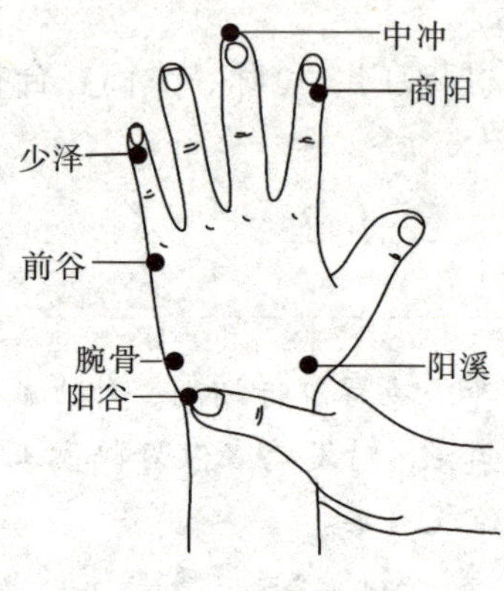

图 4-43 耳鸣有效穴位

【有效反射区】

按摩耳、肝、胆囊、肾、肾上腺等反射区（图 3-10、图 3-11）。

【按摩手法】

（1）推按或按揉耳、肝、胆囊、肾、肾上腺等反射区各 50~100 次。

（2）点按中冲、少泽、前谷、阳谷、商阳、阳溪、腕骨等穴位各 50~100 次。

爱心贴士

（1）由全身性疾病引起的耳鸣，应积极治疗原发病；耳道有器质性病变手术指征者，应及时进行。

（2）禁止挖耳，保持耳道清洁，对治疗和预防均有积极意义。

（3）治疗中患者配合自我按摩之鸣天鼓法，可增强疗效。方法：以两手掌紧按外耳道口，并以四指反复敲击枕部乳突部，再以手掌对外耳道作有规律的一开一合，每天早晚各 1 次，每次 3~5 分钟。

四、中耳炎

中耳炎俗称“烂耳朵”，在农村较常见，但有些人认为这是小毛病。其实，有些中耳疾病，如慢性胆脂瘤性中耳炎，不仅可损害听觉，造成耳聋，而且因耳的解剖部位与头颅中窝的脑膜接近，长期不治将导致颅内并发症而危及生命。

中耳炎症状主要表现为耳部闭塞、听力减退、耳鸣、耳聋、头沉重，耳中时有积液流出，伴有烦热、干渴、尿赤、便秘等。

中医学认为中耳炎由肝胆湿热、郁结耳络、日久化腐所致。

手部按摩能清热解毒、行气止痛，故可作为本病的辅助疗法之一。

【有效穴位】

选择合谷、后溪、少泽、液门、八邪等穴位（图 4-44）。

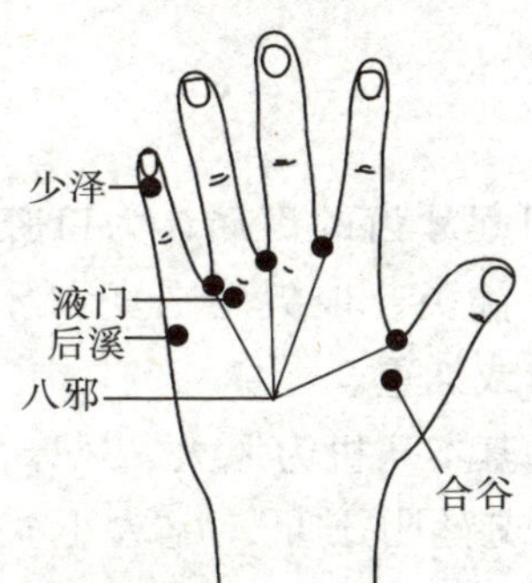

图 4-44 中耳炎有效穴位

【有效反射区】

按摩耳、肾上腺、头颈淋巴结、甲状腺、大脑、肾、垂体、肝、胆、输尿管、膀胱等反射区（图 3-10、图 3-11）。

【按摩手法】

（1）重点按揉或点按合谷、少泽、液门各 50～～100 次，可结合手浴疗法进行，采用手浴保健方。

（2）按揉耳、肾上腺、头颈淋巴结各 100～150 次。

（3）按压甲状腺、大脑、肾、垂体等反射区各 100～150 次，力度适中。

爱心贴士

（1）中耳炎急性者需以消炎抗感染为主，减少鼓膜穿孔的机会。

（2）保持耳道脓液引流通畅，尽可能消除耳内积脓。

（3）禁止用硬物挖耳，应选择棉棒或者其他专用掏耳工具。

（4）出现炎症后要及时治疗，以免耽误治疗的时机。

（5）游泳时耳朵不慎进水后要及时将水排除干净。

（6）保持愉快心情，忌食辛辣之品。

五、牙痛

牙痛是指各种原因引起牙齿的疼痛，为口腔疾病中常见的症状之一，可见于西医学的龋齿、牙髓炎、根尖周围炎和牙本质过敏等。遇冷、热、酸、甜等刺激时牙痛发作或加重。

中医学认为，该病的基本病机为风火、风寒之邪外侵，脉络瘀阻；或胃火上攻，灼伤牙络；或肾阴不足，虚火上炎，灼伤牙络，牙齿失养而痛。

手部按摩可较好地促进血液循环以消炎止痛，并能加强泌尿系统的功能，补肾排毒。手部按摩是治疗牙痛常用的应急方法。

【有效穴位】

选择合谷、手三里、内关、孔最、少商、阳溪、八邪等穴位（图 4-45）。

【有效反射区】

按摩口腔、上下颌、头颈淋巴结、垂体、额窦、肾、肝、肾上腺、输尿管、膀胱、三叉神经、脑、上身淋巴结等反射区（图 3-10、图 3-11）。

【按摩手法】

（1）掐揉内关穴、合谷穴各 30～50 次，力度稍重，以有胀痛感。

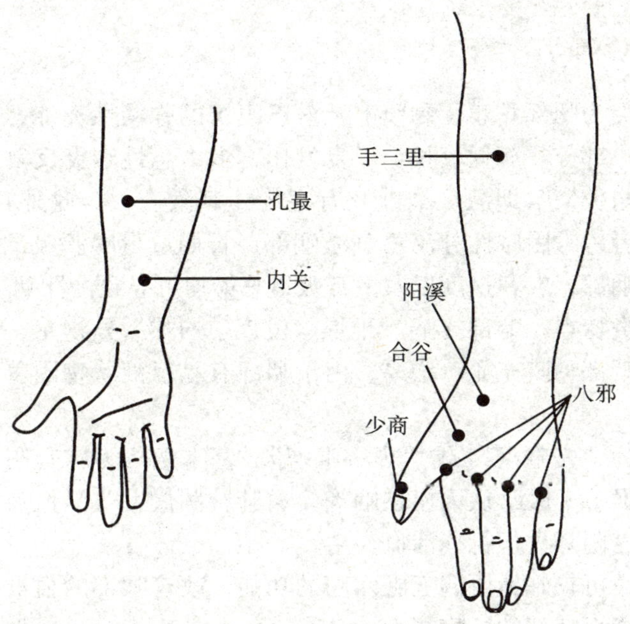

图 4-45　牙痛有效穴位

（2）按揉手三里穴、内关穴各 30~50 次，力度以胀痛为宜。

（3）按揉口腔、上下颌、三叉神经、大脑、肾、肝、膀胱等反射区各 100~150 次，尤其是口腔、上下颌、颈部淋巴结反射区，力度要适中。

（4）掐按头颈淋巴结反射区 100~150 次，力度稍重。

爱心贴士

（1）注意口腔卫生，养成“早晚刷牙，饭后漱口”的良好习惯，可以轮换使用不同品牌以及不同效果的牙膏。

（2）注意饮食，忌吃冷热酸辣食品，避免牙齿受到较大刺激。

（3）睡前不宜吃糖、饼干等淀粉类的食物。

（4）勿吃过硬的食物，少吃过酸、过甜、过冷、过热的食物。

（5）牙痛停止后，可到医院检查原发病因。

六、慢性咽炎

慢性咽炎为咽部黏膜、黏膜下及淋巴组织的弥漫性炎症，常为呼吸道慢性炎症的一部分。病程较长，反复发作，多由急性咽炎反复发作逐渐转变而成，尤与长期嗜烟酒、辛辣及有害气体刺激有关。此外，慢性鼻炎、鼻窦炎的患者，常因脓性分泌物刺激咽部，长期过量喝酒吸烟，粉尘、化学气体刺激咽部，发音过度以及上呼吸道感染均可导致慢性咽炎。

慢性咽炎特点：咽部疼痛、干燥、发痒、灼热、异物感、声音粗糙嘶哑或失音，咽部黏膜充血、增厚，由于咽部有黏腻液状物附着，可引起咳嗽、咳黏痰。

中医称为“慢喉痹”或“虚火喉痹”。基本病机为肺肾阴虚、虚火上炎，灼伤咽喉。中医学认为慢性咽炎多属肺肾阴虚，气滞血瘀，治疗应以养阴清肺、滋阴降火、行气活血为主。

手部按摩可较好地协调五脏六腑的功能，改善咽部的血液循环，消炎利咽止痛，增强咽部的抗病能力。

【有效穴位】

选择鱼际、太渊、神门、劳宫、前谷、商阳、三间、阳池、十宣、八邪等穴位（图 4-46）。

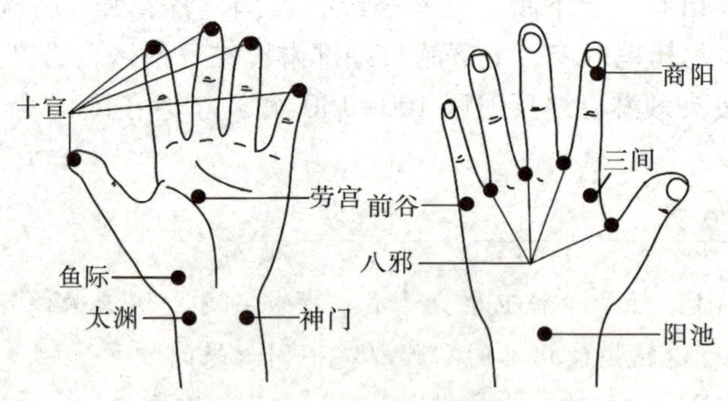

图 4-46　慢性咽炎有效穴位

【有效反射区】

按摩气管、扁桃体、头颈淋巴结、胸腺淋巴结、喉、鼻、肾上腺、肾、输尿管、膀胱、上颌、下颌、舌、口腔、胃等反射区（图 3-10、图 3-11）。

【按摩手法】

（1）按揉或推按反射区各 100~150 次，重点反射区是气管、喉、扁桃体、头颈淋巴结、胸腺淋巴结、鼻。

（2）点按或拿捏鱼际、太渊、神门、劳宫、前谷、商阳、三间、阳池、十宣和八邪等穴位各 50~100 次。

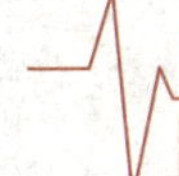

爱心贴士

（1）养成良好的生活习惯，起居要有规律性，保持良好的心情及保证充足的睡眠。

（2）多吃富有营养及清润作用的食物，如萝卜、菜花等。少吃煎炒和辛辣刺激性食物，不要饮烈性酒，不吸烟。

（3）避免粉尘、烟雾、化学气体刺激咽部，尽量避免在污染的环境下长时间停留，出门可戴口罩以避灰尘。

（4）可配合适当的药物治疗，如草珊瑚含片等，以提高疗效。

（5）多参加体育锻炼，增强自身抵抗力，选择太极拳等锻炼身体，增强体质，预防感冒等上呼吸道感染。

（6）急性咽炎也可参照上述方法治疗，可明显加强药物的治疗效果。

第九节　皮肤疾病的手部按摩疗法

一、痤疮

痤疮俗称“青春痘”，是一种毛囊、皮脂腺的慢性炎症，因皮脂腺管与毛孔的堵塞，引起皮脂外流不畅所致。本病以青壮年较多见，好发于面部、上胸、肩胛间，初为毛囊性小丘疹，顶端有黑色栓塞物，故称黑头粉刺，用手挤压后可排出牙膏样乳酪物，严重者可有脓疱、结节、脓肿、瘢痕及色素沉着。

中医学认为，本病多因腠理不密，外邪侵袭，肺气不清，外受风热，膏粱厚味，胃热上蒸，脾湿化热，湿热夹痰，或因月经不调，瘀滞化热所致。

手部按摩疗法能够清热泻肺、和胃调肠、加强排泄功能，排除体内多余的皮脂及其代谢产物，还能调节内分泌腺的活动，平衡激素水平，从而减少性激素分泌过多对皮脂腺的影响。

【有效穴位】

选择合谷、鱼际、少泽、八邪等穴位（图 4-47）。

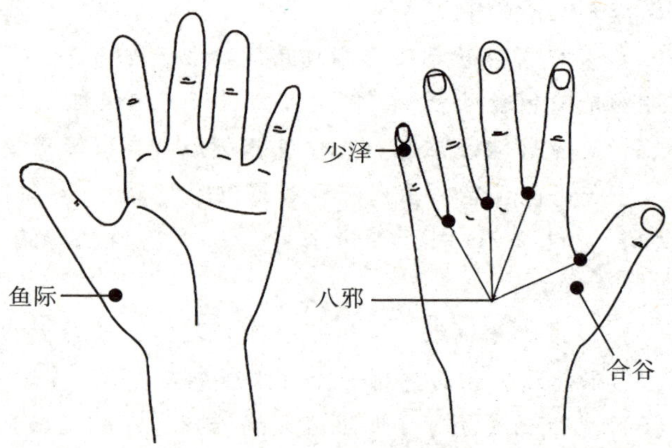

图 4-47 痤疮有效穴位

【有效反射区】

按摩肺、胃、肾、肾上腺、大肠、膀胱、输尿管、生殖腺、垂体、上身淋巴结、下身淋巴结、头颈淋巴结、子宫、前列腺、颈椎、颈项等反射区（图 3-10、图 3-11）。

【按摩手法】

（1）掐按手部的合谷、鱼际、少泽、八邪等穴位各 50～100 次，重点按摩鱼际穴、合谷穴，力度以酸痛为宜。

（2）在胃、大肠、肺、输尿管、生殖腺处各推压100次，力度轻缓，以酸胀为宜。

（3）在肾、膀胱、头颈淋巴结、肾上腺、上身淋巴结、下身淋巴结处各点揉50~100次。

爱心贴士

（1）出现痤疮感染、头痛发热者，应去医院治疗。

（2）注意面部的清洁卫生，经常清除过多的油脂，保持皮脂腺的畅通。不要乱用护肤品，禁用溴、碘类药物。

（3）常用热水、肥皂洗涤患部。颜面局部红肿热痛，皮肤有损害时，切忌用手挤捏，以免感染发炎。

（4）患者要注意调整饮食结构，改变饮食习惯，饮食宜清淡，忌食辛辣肥甘之品，多吃蔬菜和水果，保持排便通畅。

（5）克服急躁情绪，保持心情舒畅。

二、湿疹

湿疹是一种过敏性炎症性皮肤病，临床以皮疹对称性分布，多形损害，剧烈瘙痒，有渗出倾向，反复发作，易成慢性为特征。本病病因比较复杂，某些全身性疾病、精神神经因素以及食物过敏、物理因素、局部刺激均可引起发病。变态反应、新陈代谢障碍、内分泌功能失调等是湿疹发生的内在原因。湿疹在临床上有急、慢性之分，男女老幼都可发病。

中医称本病为湿疮。其基本病机为禀赋不耐，风湿热邪客于肌肤，病久血虚风燥，肌肤失养。

手部按摩可清热宣肺，健脾利湿，增强机体排毒功能，减少有毒物质对皮肤的刺激；还能调节大脑和神经系统功能活动，增强机体的免疫功能。

【有效穴位】

选择神门、合谷、八邪等穴位（图4-48）。

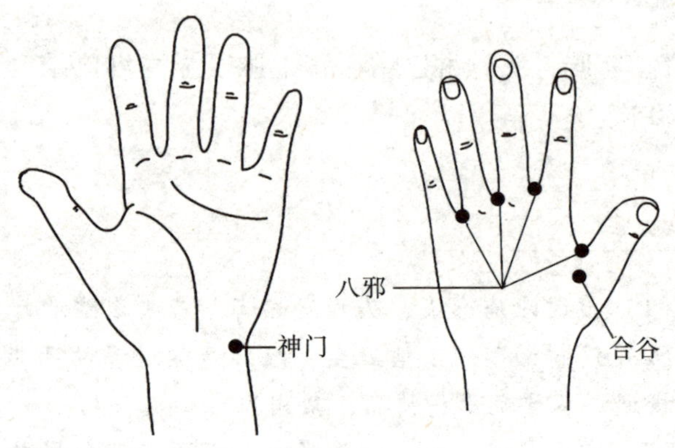

图 4-48　湿疹有效穴位

【有效反射区】

按摩肾、肾上腺、脾、输尿管、膀胱、肺、支气管、胸腺淋巴结、上身淋巴结、下身淋巴结、颈椎、腹股沟、胃、甲状旁腺、升结肠、降结肠、横结肠、乙状结肠、生殖腺等反射区（图 3-10、图 3-11）。

【按摩手法】

（1）点按或拿捏神门、合谷、八邪等穴位各 50～100 次，按摩手法刺激力度适中，以得气为度。

（2）按揉或推按反射区各 100～150 次。重点按摩肾、肾上腺、输尿管、膀胱、脾、肺及支气管、胸腺淋巴结。

每天按摩 1～2 次，1 个月为 1 个疗程。经过 3～4 个疗程的治疗，如症状明显减轻，可在医生指导下，适当减少药物剂量，继续按摩直至此状完全消失。本病容易复发，应坚持长期运用手部按摩，但手部按摩只是治疗湿疹的一个辅助方法。

爱心贴士

（1）避免各种外界刺激，如热水烫洗、暴力搔抓、过度洗拭以及接触皮毛制品等敏感物品。

（2）治疗的同时，要积极寻找发病原因，详细了解患者的工作环境、生活习惯、饮食、嗜好及思想情绪等方面的情况，并对全身情况进行全面检查，及时发现，除去可能的致病因素。

（3）注意饮食起居，避免食用致敏和刺激性的食物，如鱼、虾、浓茶、咖啡、酒类等。

二、荨麻疹

荨麻疹是一种变态反应性皮肤疾病，常因吃鱼、虾、蟹等海鲜或饮酒、汗出受风而诱发，也可因药物过敏而引起。本病分为急性、慢性两种。急性荨麻疹发病急骤，初起局部发生瘙痒，抓后皮肤潮红，迅速出现局限性扁平疹块，大小不等，呈圆形或不规则形，颜色鲜红或中央呈白色，边缘呈红色，有明显瘙痒及轻度灼热感。一般 1~2 小时后逐渐消退，消退后不留痕迹。慢性荨麻疹多由急性荨麻疹迁延而来，少则数月，长则 1~2 年，一般抗过敏治疗无效。

中医称为瘾疹，认为急性荨麻疹多因风邪郁于皮毛，或内有食滞、邪热，复感风寒所致；而慢性多因情态不遂，肝郁不舒，郁久化热，伤及阴液所致。

手部按摩对荨麻疹有较好的疗效，求治者多为慢性迁延经一般抗过敏治疗无效者。手部按摩可以疏肝解郁、平衡阴阳，调节机体免疫系统的功能。

【有效穴位】

选择少商、尺泽、合谷、内关、外关、大陵、中魁等穴位（图 4-49）。

【有效反射区】

按摩肺、大肠、甲状旁腺、垂体、肾、输尿管、膀胱、肝、脾、腹腔神经丛、淋巴结等反射区（图 3-10、图 3-11）。

【按摩手法】

（1）按揉少商、尺泽、合谷、内关、外关、大陵、中魁等穴位各

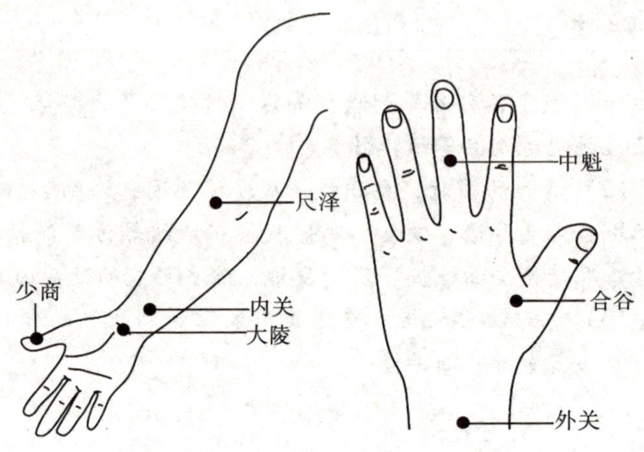

图 4-49 荨麻疹有效穴位

100~200 次，按摩手法刺激力度适中，以得气为度。

（2）按揉或点揉肺、大肠、甲状旁腺、垂体、肾、输尿管、膀胱、腹腔神经丛、淋巴结各区等反射区各 100~200 次，重点按摩刺激肺、大肠、甲状旁腺、垂体等反射区，慢性者加肝、脾反射区。

手部按摩治疗急性荨麻疹可每天 2 次，慢性则每天 1 次。急性患者应以药物治疗为主，手部按摩为辅。慢性患者，可随症状的减轻逐渐减少药物用量，直至完全停止用药。症状完全消失后，手部按摩可逐步改为隔天 1 次。

爱心贴士

（1）注重查找病因，注意药物因素引起的过敏，应特别注意慢性病灶、肠寄生虫、胃肠道障碍等，若发现应给予积极治疗。

（2）要注意饮食起居，避免摄食易致敏的食物和药物，忌食鱼腥、虾蟹、酒类、浓茶、咖啡、葱韭、辛辣等海鲜和刺激性食物。保持排便通畅。

（3）注意平日起居卫生，避免不良刺激。

（4）保持健康平稳的心态，提高身体抵抗力，适当参加一些体育运动。

第十节　妇科疾病的手部按摩疗法

一、痛经

痛经是指行经过程中及月经前后出现下腹部疼痛或腰骶部疼痛的症状，是妇科常见病症。痛经又分为原发性痛经和继发性痛经。原发性痛经指生殖器官无明显器质性病变的月经疼痛，又称功能性痛经，常发生在月经初潮或初潮后不久，多见于未婚或未孕妇女，往往生育后痛经缓解或消失；继发性痛经指生殖器官有器质性病变如子宫内膜异位症、盆腔炎和子宫黏膜下肌瘤等引起的月经疼痛。痛经的主要的症状是下腹部阵发性绞痛，有时会牵扯到阴道、肛门，剧烈时可影响到腰骶部或全腹，患者面色苍白、出冷汗、手足冰冷，甚至出现晕厥。患者因体质不同，疼痛程度也不一样，大多可以自行缓解或在月经过后消失。

中医学认为，痛经主要因情场不遂、忧思悲怒、肝郁、瘀血阻滞引起。

手部按摩对痛经有很好的疗效。因痛经会周期性发作，可在月经来潮前1周进行按摩，每天或隔天1次，连续3个月为1个疗程。按摩1~2个疗程就可基本治愈。

【有效穴位】

选择合谷、太渊、鱼际、少商、神门、少府、少冲、大陵、劳宫、中冲、少泽等穴位及肾点、脾点（图4-50）。

【有效反射区】

按摩生殖腺、垂体、小脑、脑干、肾、肾上腺、大脑等反射区（图3-10、图3-11）。

【按摩手法】

（1）按揉生殖腺200~300次。点按生殖腺、垂体各200~300次。

（2）按揉或点揉小脑、脑干、肾、肾上腺、垂体、大脑等反射区各200~300次。

（3）将双手相对搓热，点按合谷、太渊、鱼际、少商、神门、少府、少冲、大陵、劳宫、中冲、少泽等穴位及肾点、脾点各50~100次。

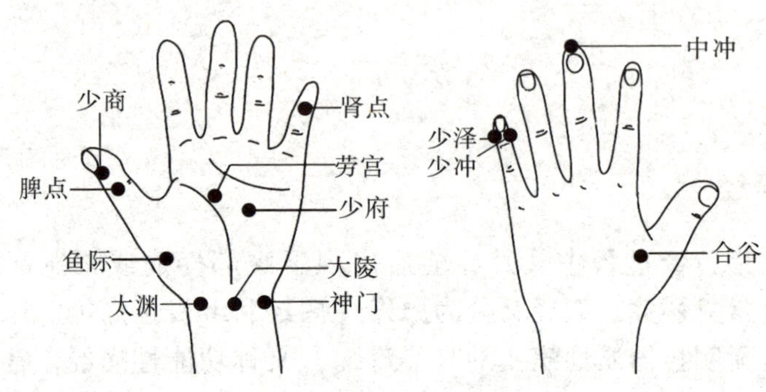

图 4-50　痛经有效穴位

爱心贴士

（1）在经期，应防寒邪侵袭，应避免淋雨，注意保暖，防止受凉。

（2）在痛经期配合用热敷法，如暖水袋置小腹或腰骶部，可减轻疼痛。

（3）在经前多食用一些酸性食物，可有效缓解痛经。痛经者在饮食上应多摄入芹菜、粗粮等高纤维食物。经期应忌食生冷、辛辣食物，忌烟酒。

（4）注意经期卫生，行经期间禁止性生活。

（5）保持心情舒畅，避免精神紧张、暴怒、焦虑等。

（6）生活规律，劳逸结合，要适当休息，保证睡眠，不要过度疲劳。可适度参加运动锻炼，但忌干重活及剧烈运动。

二、月经不调

月经不调也称月经失调，是一种常见的妇科疾病，主要表现为月经周期或出血量的异常，如月经常出现错后、提前，或经量过多、过少等情况。常常伴有心慌气短、疲乏无力、小腹胀痛、白带增多、腰腿酸软、面色晦暗等症状。月经不调的病因可能是器质性病变或是功能异常，可由局部原因、内分泌原因或全身性疾病所引起。

中医学理论认为，情绪异常，郁怒忧思，过食辛辣、寒凉食物；或经期感受寒湿，忽视卫生，以及多病、久病、先天不足等，均可导致气血不调，脏腑功能失职，冲、任两脉损伤，从而导致月经不调。

手部按摩治疗月经不调，重在调经。通过加强肝脏的疏泄功能、脾脏的统血功能、肾脏的温照功能，协调冲任，从而使月经周期恢复正常。患者在专科治疗的同时，配合进行自我手部按摩，常能取得事半功倍的效果。

【有效穴位】

选择少泽、合谷、中冲、前谷、阳谷、三间、关冲等穴位及肾点、脾点（图 4-51）。

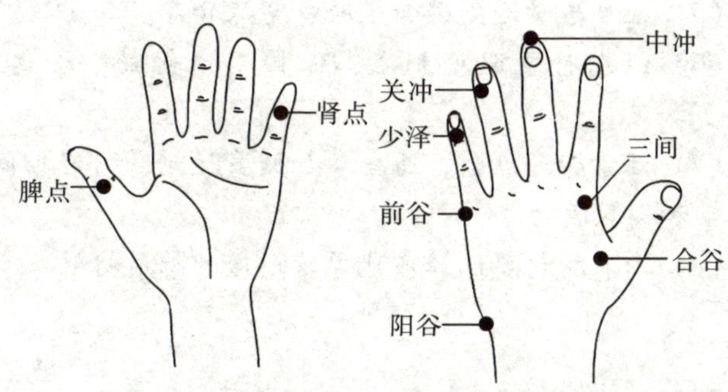

图 4-51 月经不调有效穴位

【有效反射区】

按摩肾上腺、垂体、生殖腺、肾、小脑、脑干、大脑、甲状腺等反射区（图 3-10、图 3-11）。

【按摩手法】

（1）将一手掌面向上，用另一手拇指按揉手心，边按揉边向上移动，直至中指掌根下止，反复按揉 1~2 分钟。

（2）按揉或推揉反射区各 100~150 次，重点反射区是肾上腺、垂体。

（3）点按或拿捏少泽、合谷、中冲、前谷、阳谷、三间、关冲等穴位及肾点、脾点各30~50次。

爱心贴士

(1) 月经出血症状严重、量大者，要以药物治疗为主。继发性月经不调者应积极治疗原发病。

(2) 手部按摩应在月经前1周进行，月经后1周止。

(3) 月经期间注意保暖，避免寒冷刺激，如游泳、冷水洗澡等，以免子宫及盆腔血管受冷刺激后收缩，引起经血过少或痛经。

(4) 患者要注意经期卫生，保持外阴清洁，预防感染。经期不宜性交，一方面预防感染，另一方面，避免性交刺激使盆腔充血，至经血增多或经期延长。

(5) 经期尽量避免进食生冷、辛辣食品。

(6) 经期时要避免刺激，保持心情舒畅，忌急躁、忧思、发怒。

(7) 注意劳逸结合，适当参加健身运动。月经期间避免重体力劳动和剧烈运动。

(8) 内衣材料要选择质地柔软通透的棉质材料。

三、闭经

发育正常的女子，月经在14岁左右来潮，如果超过18岁尚未来潮，称为原发性闭经。如果月经来而又断，中断时间超过3个月，称为继发性闭经。妇女妊娠期、哺乳期的停经以及绝经期后的停经，均属于正常生理现象。闭经患者除闭经的表现外，大多伴有腰背胀痛，全身乏力，精神倦怠，容易疲劳的症状，严重者伴有头晕、失眠多梦、毛发脱落等症状，患者如果是先天原因所致，每月相当于月经期可感到腰酸，下腹部疼痛。

中医上将闭经称为经闭，多由先天不足，体弱多病，或多产房劳，肾气不足，精亏血少；大病、久病、产后失血，或脾虚生化不足，冲任血少；情志失调，精神过度紧张，或受刺激，气血郁滞不行；肥胖之人，多痰多湿，痰湿阻滞冲任等引起。

手部按摩可以理气活血，补肾通经。通过按摩方法治疗本病，一般经过 3 个月治疗常能见效，如能经过半年至 1 年的按摩治疗，疗效更佳。

【有效穴位】

选择太渊、鱼际、少商、神门、少府、少冲、大陵、少泽、后溪、阳谷、中渚、合谷等穴位及脾点（图 4-52）。

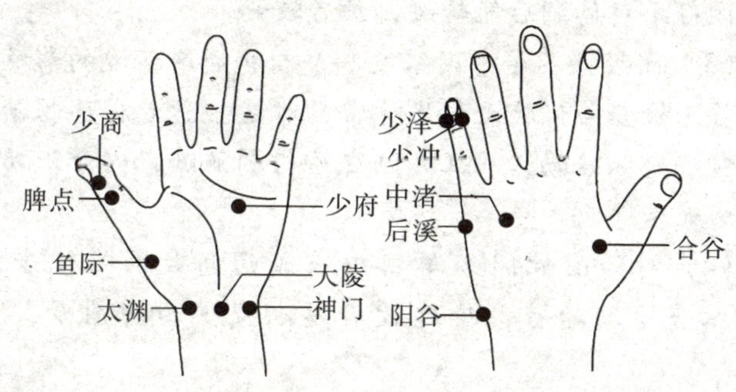

图 4-52　闭经有效穴位

【有效反射区】

按摩甲状腺、小脑、脑干、垂体、大脑、生殖腺等反射区（图 3-10、图 3-11）。

【按摩手法】

（1）推按或按揉甲状腺、小脑、脑干、垂体、大脑、生殖腺等反射区各 100~150 次。

（2）点按或拿捏太渊、鱼际、少商、神门、少府、少冲、大陵、少泽、后溪、阳谷、中渚、合谷等穴位及脾点各 50~100 次。

爱心贴士

(1) 月经过少或月经后期都可发展为闭经，积极治愈月经过少或后期，可以减少闭经的发病率。

(2) 明确闭经的病因和部位，对治疗闭经的效果与预后有一定的参考价值。如下丘脑性闭经，由精神因素、环境改变、营养不良等引起，药物治疗预后较佳。由结核杆菌引起的子宫性闭经，子宫内膜已被破坏，恢复月经的可能性较少。孕激素试验阳性的闭经用黄体酮后能转经，预后较好。

(3) 闭经伴不孕者因家庭、个人和周围环境的影响而精神抑郁，临床检查与化验无明显异常，对这些患者在药物治疗同时辅以精神安慰和鼓励，一旦大脑皮质抑制解除，内分泌功能即可恢复正常而受孕。

(4) 对顽固性闭经单用中药或西药效果不佳者可采用中西药结合周期治疗，待起效后逐渐减少西药剂量，最终中医治疗。

(5) 经期要注意保暖，特别是腰部以下及两足不能受寒。

(6) 治疗期间应增加营养，多吃富含蛋白质的食物，不服寒凉药。平时要保养脾胃，禁食生冷瓜果，不食辛辣刺激食品。

(7) 保持稳定情绪，保持气血通畅，避免精神刺激。劳逸结合，适当地参加劳动或体育锻炼，但不宜过度疲劳。

四、慢性盆腔炎

慢性盆腔炎是指女性内生殖器官、周围结缔组织及盆腔腹膜发生的慢性炎症。此病常因急性炎症治疗不彻底或患者体质差，病情迁移所致，其常见的症状有长期持续性、程度不同的下腹隐痛、坠胀或腰骶部酸痛，常在月经期加重，经期延长，月经过多，白带增多、呈脓性或有臭味，有时出现尿频，排尿和排便时胀痛。慢性盆腔炎较顽固，当机体抵抗力下降时可诱发急性发作。

慢性盆腔炎结合手部按摩可调节内分泌，促进排毒，提高疗效，缩短疗程，减少用药剂量，并且不良反应少。

【有效穴位】

选择液门、合谷、中泉、中魁等穴位及腰痛点、肾点、脾点（图4-53）。

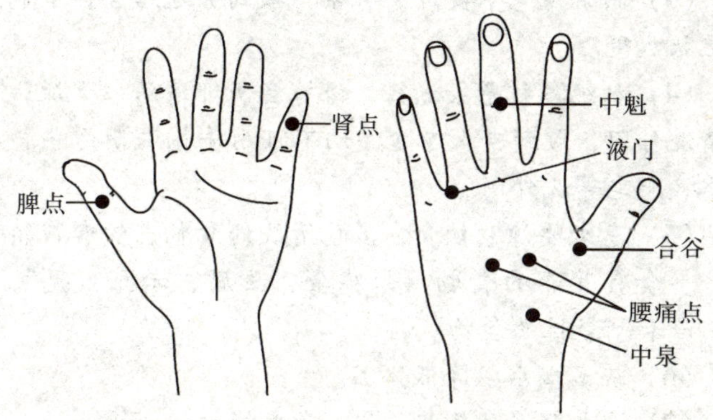

图4-53　慢性盆腔炎有效穴位

【有效反射区】

按摩子宫、阴道、尿道、生殖腺、上身淋巴结、下身淋巴结、肾、输尿管、膀胱、脾、肝、腹腔神经丛、腹股沟、骶骨等反射区（图3-10、图3-11）。

【按摩手法】

（1）推按或按揉反射区各100~150次，重点按摩子宫、阴道、尿道、生殖腺、上身淋巴结、下身淋巴结、肾、输尿管、膀胱等反射区。

（2）点按或拿捏液门、合谷、中泉、中魁等穴位和腰痛点、肾点、脾点各50~100次。

爱心贴士

(1) 注意个人卫生，特别注意经期、产后、流产后的个人卫生，勤换内裤和卫生巾，避免受风寒。

(2) 患者一定要卧床休息或取半卧位，以利炎症局限化和分泌物的排出。

(3) 患者注意不要过于劳累，做到劳逸结合，节制房事，避免症状加重。

(4) 杜绝各种感染途径，保持会阴部清洁、干燥，每晚用清水清洗外阴，做到专人专盆，切不可用手掏洗阴道内，也不可用热水、肥皂等洗外阴。

(5) 患者要注意饮食，多吃清淡的食物，饮食应清淡食物为主。多食有营养的食物，如鸡蛋、豆腐、赤豆、菠菜等。忌食生、冷和刺激性的食物。

(6) 应多喝水以降低体温。

(7) 应加强身体锻炼，提高免疫能力。

(8) 尽量避免不必要的妇科检查，以免扩大感染，引起炎症扩散。

五、白带异常

白带是妇女从阴道里流出来的一种白色透明液体，白带分为生理性白带和病理性白带，病理性白带多是由炎症引起的。临床上常见的病理性白带有无色透明黏性白带、白色或灰黄色泡沫状白带、凝乳状白带、水样白带等。白带的形成与雌激素有着密切的关系，当雌激素的分泌达到高峰时，会出现白带量多、白带透明，白带像蛋清样具有黏性并能拉成丝状。正常妇女阴道内有少量白色无臭味的分泌物，如分泌过多、过少，或色质异常，并伴有其他症状，则为白带异常，统称带下病。最常见的带下病是指带下量明显增多，色质异常，或有臭味者，称为带下过多。各种生殖器官的炎症、内分泌功能紊乱、子宫黏膜下肌瘤、宫颈癌等均可导致白带过多。

中医认为，白带异常的原因主要是由于脾虚肝郁、湿热下注，或肾气不足，下元亏损所致。临床常见脾虚湿盛、肾气不足和湿热下注三个证型。

手部按摩可祛风镇痛，调经止带。在使用药物治疗的同时辅以手部按摩可以提高治愈效果。

【有效穴位】

选择合谷、鱼际、二间、阳谷、阳溪、十宣、八邪等穴位及肾点、脾点（图4-54）。

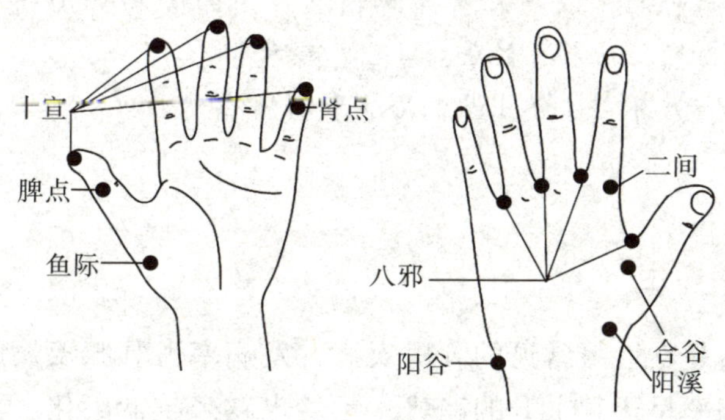

图4-54 白带异常有效穴位

【有效反射区】

按摩肝、胆囊、生殖腺、脾等反射区（图3-10、图3-11）。

【按摩手法】

（1）按揉或推按肝、胆囊、生殖腺、脾等反射区各100~150次。

（2）点压或拿捏合谷、鱼际、二间、阳谷、阳溪、十宣、八邪等穴位及肾点、脾点各50~100次。

爱心贴士

（1）注意勤换内衣裤，每天清洗阴部。清洗外阴的水盆以及毛巾等物品，务必另外准备，分开使用。

（2）避免不洁的性生活，在性生活之前要做好清洁工作。除了霉菌，有些病原菌易存在男性身上，若女性发生感染，须注意性伴侣是否也有类似问题，应一并治疗，否则女性治好后，可能因性接触而交互感染，一再复发。

（3）注意调节饮食，改善体质条件。多食含有丰富蛋白、矿物质的食品，以及具有健脾祛湿作用的食物如山药、扁豆、莲子、白果、薏米、蚕豆、绿豆、黑木耳等。

（4）不要去不卫生的浴室和游泳池。

六、乳腺增生

乳腺增生是女性最常见的乳房疾病，发病率占乳腺疾病的首位。近些年来该病发病率呈逐年上升的趋势，年龄也越来越低龄化。乳腺增生症是正常乳腺小叶生理性增生与复旧不全，乳腺正常结构出现紊乱，属于病理性增生，它是既非炎症又非肿瘤的一类病。该病多发于30~50岁女性，发病高峰为35~40岁。乳腺增生真正的发病原因还不明确，目前，多认为与内分泌失调及精神、环境因素等有关，其临床表现为乳房疼痛、乳房肿块、乳头溢液、月经失调或情志改变等。

中医学认为肝气郁结，冲任失调，气滞血瘀为本病的致病因素。

手部按摩能疏肝理气、活血散瘀，有消瘀散结的作用，能促进增生的乳腺小叶软化、消散。

【有效穴位】

选择少府、合谷、少泽、中泉等穴位及肝点、肾点（图4-55）。

【有效反射区】

按摩胸腺淋巴结、生殖腺、胸、乳房、肝、肾、肾上腺、垂体、上身淋巴结、下身淋巴结、甲状腺、输尿管、膀胱、胸椎等反射区（图3-10、图3-11）。

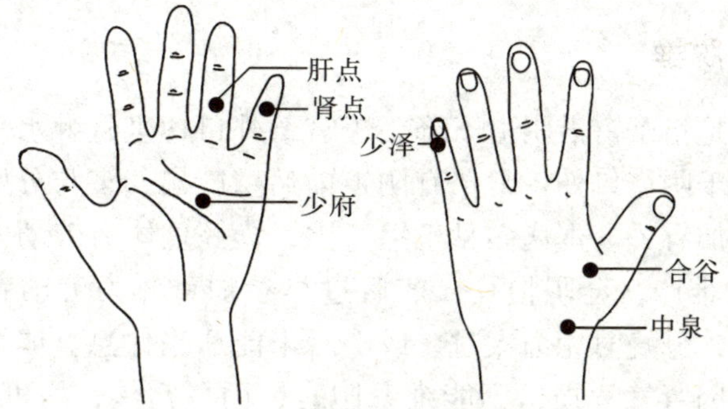

图 4-55 乳腺增生有效穴位

【按摩手法】

(1) 按揉或推按各反射区 100~150 次，重点按摩胸腺淋巴结、生殖腺、胸、乳房、肝、肾、肾上腺等反射区，双手交替按摩。

(2) 点按或拿捏少府、合谷、少泽、中泉等穴位及肝点、肾点各 50~100 次。

爱心贴士

(1) 调节内分泌可以对乳腺增生的预防起到一定作用。保持排便通畅会减轻乳腺胀痛，可以对乳腺增生的预防起到一定作用。

(2) 患者应改变饮食结构，少吃油炸食品，动物脂肪，甜食及过多进补食品，要多吃蔬菜和水果类，多吃粗粮，多吃核桃、黑芝麻、黑木耳、蘑菇。

(3) 生活要有规律，注意劳逸结合，保持和谐的性生活。

(4) 患者应保持舒畅的心情、乐观的情绪。不良的心理因素会加重内分泌失调，促使乳腺增生症的加重。

(5) 患者应多运动，防止肥胖，提高免疫力。

(6) 注意避免人工流产，产妇多喂奶，能防患于未然。

(7) 禁止滥用避孕药及含雌激素美容用品或食品。

七、子宫脱垂

子宫脱垂是指子宫沿阴道下降，子宫颈外口达坐骨棘水平以下，甚至子宫全部脱出于阴道口外。常伴有阴道前后壁膨出，多与分娩损伤、营养不良、腹压增加有关。本病多见于担、挑、背等重体力劳动的妇女，多产妇和早婚者，难产，会阴损伤，产后过早参加重体力劳动者。或平素体弱，中气不足，分娩时用力太过，或产后未能适当休息。体力消耗，导致中气下陷，或因肾气亏损，不能维系胞宫，固摄宫体，均可使子宫下垂。临床根据子宫脱垂的程度分为Ⅰ~Ⅲ度：子宫颈下垂到坐骨棘水平以下，但不超过阴道口为Ⅰ度；子宫颈及部分子宫体脱出阴道口外为Ⅱ度；整个子宫体脱出阴道口外为Ⅲ度。

中医学认为子宫脱垂是由气虚下陷和肾虚不固导致胞络损伤，不能提摄子宫所致，称为阴挺。

手部按摩具有益气升提、补肾固脱的作用，能有效地增强松弛的子宫韧带的弹性，因此对子宫脱垂有较好的疗效。

【有效穴位】

选择合谷、中泉、二白、中魁、支沟等穴位（图 4-56）。

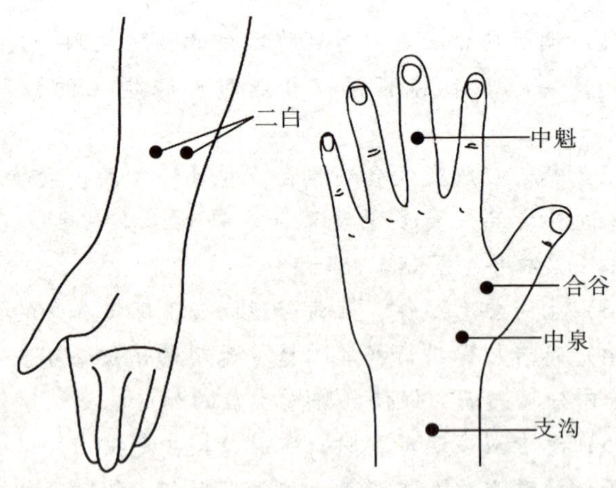

图 4-56　子宫脱垂有效穴位

【有效反射区】

按摩子宫、阴道、腹腔神经丛、腰椎、骶椎、肾、输尿管、膀胱、脾、胃等反射区（图3-10、图3-11）。

【按摩手法】

（1）按揉合谷、中泉、二白、中魁、支沟等穴位各100次，刺激力度要柔和，以得气为度。

（2）按揉或点揉上述反射区各200~300次，重点按摩刺激子宫、阴道、腹腔神经丛、腰椎、骶椎等反射区，手法力度要柔和深透，同时配合和缓的深吸气提肛动作。

每天按摩1次，10次为1个疗程，连续按摩3~5个疗程。经过治疗症状即使明显好转，也应坚持自我按摩，不要间断。

爱心贴士

（1）子宫脱垂的患者除按摩治疗外，可配带子宫托、针灸、内服中药等，还宜坚持进行骨盆肌肉锻炼，以增加骨盆底组织的紧张度，巩固疗效。方法如下：①患者自然坐位，练习忍住大便的动作，继而放松，如此一紧一松，每日2~3次，每次5~10分钟。②患者坐位，一腿搁置于另一大腿上，做起立和坐下动作，每天3~5次，每次5~10分钟。③胸膝卧式，每天2次，每次20分钟。

（2）患者要加强体育锻炼，增强体质，避免长时间蹲、站立或从事重体力劳动。

（3）如有慢性咳嗽或便秘要积极治疗，以减低腹压。

（4）患者应注意卫生，节制性生活，并注意避孕，减少生产和流产的次数，是预防本病的重要措施。

八、功能失调性子宫出血

功能失调性子宫出血是一种常见的妇科疾病，凡月经异常经检查内外生殖器无明显器质性病变（如无妊娠、肿瘤、炎症、外伤或身出血性疾病）而由内分泌失调引起的异常性子宫出血，称为功能失调性子宫出血，简称功血。本病属中医“崩漏”范畴，以青春期和更年期妇女为多见。

手部按摩可以调肝补肾健脾，调理冲任；止血，调整周期，纠正贫血。

【有效穴位】

选择合谷、曲池、内关、神门、通里、断红穴等穴位（图 4-57）。

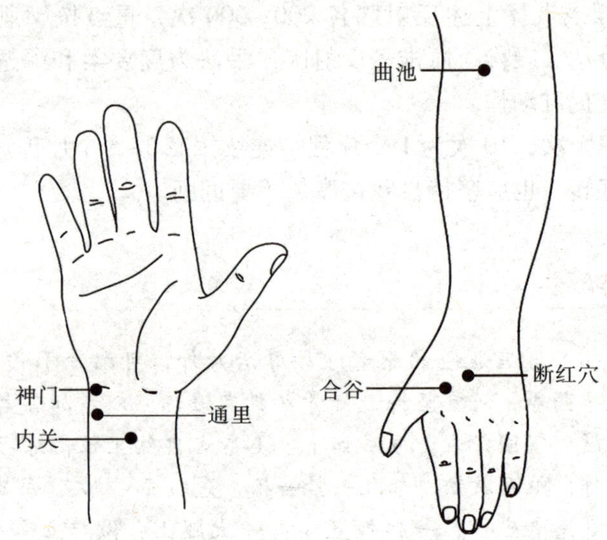

图 4-57 功能失调性子宫出血有效穴位

【有效反射区】

按摩子宫、卵巢、垂体、甲状腺、肾上腺、肾、肝、脾、腹腔神经丛等反射区（图 3-10、图 3-11）。

【按摩手法】

（1）揉合谷、曲池、内关、神门、通里、断红穴等各 100~200 次，手法力度适中，先轻后重，以得气为度。

（2）按揉或点揉上述反射区各 200 次，重点刺激子宫、卵巢、垂体、甲状腺、肾上腺等反射区。

每天按摩 1 次，按摩治疗宜在出血前后进行，1 个月为 1 个疗程，至少连续治疗 3 个疗程。可配合按揉中极、关元、三阴交等穴的按摩治疗。

可适当配合治疗心悸、失眠等症的穴位，手法由轻至重，反复操作。病情控制后改用缓和适度手法操作。对于功能失调性子宫出血，应认真检查，排除全身系统疾病后再行手法治疗，其按摩治疗宜在出血前后施术，手法宜轻柔。对于年龄较大、贫血严重、经配合药物治疗和刮宫治疗无效的患者或病理诊断为子宫内膜腺型增生过长者宜考虑行子宫全切术，绝经妇女如反复多次出血则需做妇科检查并注意与肿瘤相鉴别。此外，当出血量多时，应严密观察，防止发生休克。

爱心贴士

(1) 绝经后出血，更年期月经紊乱应注意排除癌病的可能，对年轻妇女月经过多而治疗 2~3 个月无效者，应做细胞学检查及子宫内膜和颈管内膜检查。

(2) 严格掌握雌激素的适应证，并合理使用；对更年期及绝经后妇女更应慎用，应用时间不宜过长，量不宜大，并应严密观察反应。

(3) 手术治疗中应注意防止癌细胞扩散或直接种植，以致未能治愈，导致复发，应采取积极的预防措施。治疗后应定期随诊。

(4) 饮食宜清淡，多食富含维生素 C 的新鲜瓜果、蔬菜；避免暴饮暴食，以免损伤脾胃，忌食辛辣及过于寒凉的食物。

(5) 应注意经期卫生，保持阴部清洁，出血时要注意外阴清洁，勤换内裤及月经垫等月经用品。月经期禁止性生活。

(6) 患者应注意休息，保持心情舒畅。

第十一节 儿科疾病的手部按摩疗法

一、小儿遗尿症

遗尿症是由各种原因引起的大脑皮质功能紊乱而造成的膀胱排尿功能

失调。小儿遗尿俗称尿床，是指 3 岁以上的小儿睡中尿液自遗，醒后方觉的一种疾病。3 岁以内的婴幼儿，由于经脉未盛，气血未充，脏腑未坚，智力未全，尚未养成正常的排尿习惯。白天过度玩耍，酣睡不醒，偶尔尿床者，不属病态。本病虽无严重后果，但长期遗尿势必影响儿童身心健康，故应及早治疗。

中医学认为遗尿主要由于肾气不足，膀胱不能制约所致或病后体弱，脾肺气虚，下元虚寒不固，或不良习惯所致。所以治疗以补肾益气为主。根据小儿遗尿症的病因，可分为肾气不足型、脾肾气虚型、脾肺气虚型。

手部按摩对小儿遗尿症很有疗效。

【有效穴位】

选择脾经和四缝穴（图 4-58）。

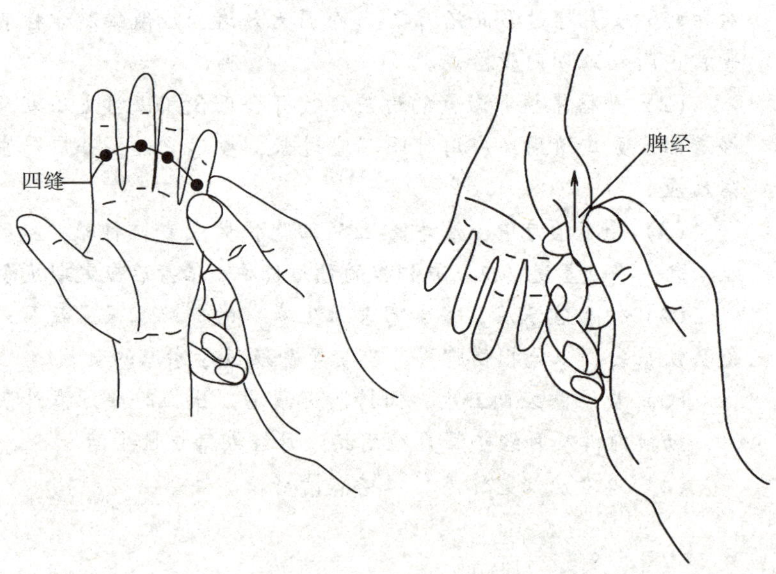

图 4-58　小儿遗尿症有效穴位

【有效反射区】

按摩大脑、脑干、肾、膀胱、输尿管、腹腔神经丛、腰椎、垂体、肾上腺、尾骨、骶骨、腹股沟、甲状旁腺等反射区（图 3-10、图 3-11）。

【按摩手法】

（1）用拇指指腹从患儿四缝穴开始按压至筋骨部位，反复进行 40～50 次，直至四缝穴处的皮肤泛红。

（2）取患儿拇指，用拇指指腹从脾经穴开始沿手指外侧逐渐推进至手掌根部，每日数次，每次 300 下。

（3）按揉大脑、肾、肾上腺、膀胱、脑干等反射区各 50～100 次。

（4）揉搓腹腔神经丛、输尿管、腰椎等反射区各 50～100 次，力度适中，以产生酸痛感为宜。

爱心贴士

（1）帮助孩子形成按时排尿的好习惯，夜间应叫醒孩子提醒其排尿。临睡前 2 小时最好不要饮水，少吃或不吃流质食物。

（2）平日加强儿童的营养补充，合理安排儿童的作息生活，加强锻炼，增强体质，但活动不要太兴奋剧烈，应避免孩子在白天活动量过大，不要使其过度疲劳。

（3）要正确处理好引起遗尿的精神因素，耐心地对其进行教育、解释，以消除精神紧张，以免引起情绪不安。

（4）加强对患儿的呵护，对于出现遗尿现象，在采取积极防治方法的同时也应给予其充分的宽容，不能责骂患儿，以防其产生自卑心理。

二、百日咳

百日咳是由百日咳杆菌引起的儿童常见的急性呼吸道传染病，因其病程较长，可达 3 个月左右，故有百日咳之称。中医谓之“顿咳”，好发于婴幼儿，冬春季节多见，可延至春末夏初，发病高峰在 6、7、8 月。本病临床表现以阵发性咳嗽终止时出现鸡鸣样吸气吼声为特征。初起时类似感冒，咳嗽逐渐加重，入夜尤甚。

手部按摩具有良好的解痉抗过敏及止咳的作用，对小儿服药不易配合者，选择手部按摩辅助治疗，能提高药物的治疗效果、增强止咳化痰的功效；尤其是咳嗽、咳痰症状不明显者，手反射区按摩方法治疗效果尤佳。

【有效穴位】

选择鱼际、合谷、神门等穴位（图 4-59）。

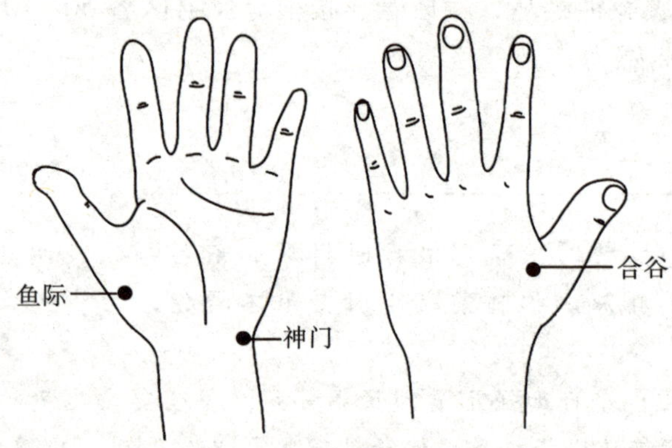

图 4-59 百日咳有效穴位

【有效反射区】

按摩肺、支气管、扁桃体、头颈淋巴结、胸腺淋巴结、上身淋巴结、肾、肾上腺、下身淋巴结、甲状腺、膀胱、输尿管等反射区（图 3-10、图 3-11）。

【按摩手法】

（1）点按或拿捏合谷、鱼际、神门等穴位各 50~100 次，力度以产生酸痛为宜。

（2）按揉上身淋巴结、下身淋巴结、膀胱、肾、肾上腺各 50~100 次。

（3）推按输尿管、甲状腺各 50~100 次，力度要轻缓柔和。

爱心贴士

（1）忌关门闭户，空气不畅。尽量保持室内空气新鲜、流通。

（2）忌烟尘刺激。家中如有吸烟者，在孩子生病期间最好不要吸烟，或到户外吸烟。

（3）忌卧床不动。百日咳的咳嗽是阵发性的，让孩子在空气新鲜的地方适当做些活动和游戏，往往会减轻咳嗽。

（4）忌疲劳过度。百日咳病期长，对孩子的身体消耗很大，所以孩子必须活动适度，注意休息。

（5）保证孩子的营养充足，忌饮食过饱，应少吃多餐，食物应清淡，以易消化、富营养为宜，以便利于孩子吸收、增加抗病能力。避免食用腥味及辛辣食物，避免摄入过冷或过热的食物，以免气管受到刺激而引发剧烈咳嗽。

（6）注意孩子的口腔健康，忌和其他患儿接触，以免交叉感，避免受凉，引起其他并发症。

三、小儿腹泻

小儿腹泻又称小儿肠炎或消化不良，是儿科常见的肠道疾病，夏秋季节发病率最高，多见于 2 岁以下的婴幼儿。临床表现为排便次数增多，排出蛋花水样或稀薄不成形粪便，或带有少许黏液，或带有不消化的食物。本病致病因素多与细菌、病毒或其他原因如饮食不当、乳酸不耐有关。

中医学认为，本病多由感受风寒、暑湿，或伤于乳食，或服食攻伐药物过度，以致脾胃功能失常所致。病机主要由于小儿脾胃虚弱，受内外因素刺激损伤脾胃所致。

手部按摩对本病有一定的疗效。

【有效穴位】

选择大肠（指三关）、板门穴（图 4-60）。

【有效反射区】

按摩脾、胃、大肠、小肠、腹腔神经丛等反射区（图 3-10、图 3-11）。

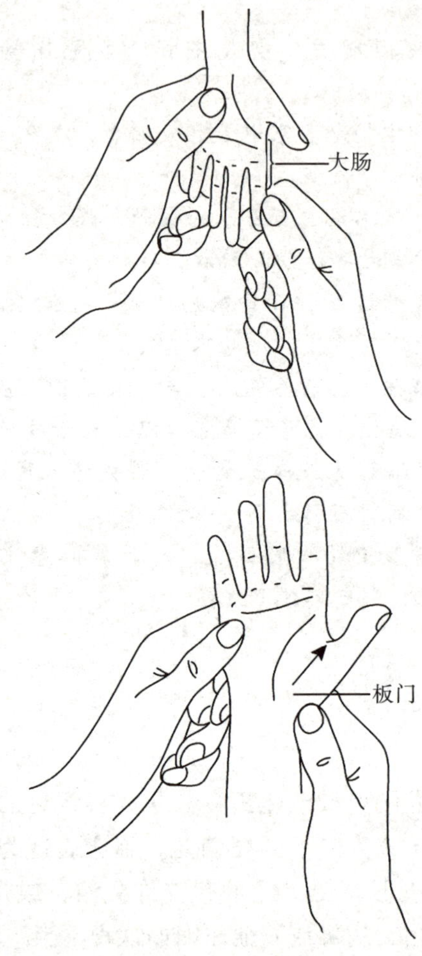

图 4-60　小儿腹泻有效穴位

【按摩手法】

（1）取大肠穴，从指尖推向虎口为补大肠，反之则为清大肠。每日数次，每次 200~300 次。

（2）按摩者用一只手握住患儿手腕，另一手的拇指从患儿腕横纹处经板门穴推揉至其拇指根位置处。每日数次，每次 50~60 次。

（3）按摩脾、胃、大肠、小肠、腹腔神经丛等反射区。

爱心贴士

（1）对于患轻度腹泻的儿童切不可轻视，应及时采取措施避免病情恶化。

（2）合理喂养，注意卫生管理，培养良好的卫生习惯，饮食以清淡为主，忌吃生冷、油腻、刺激的食物。腹泻期间要多喝水，注意保暖。

（3）流行季节应注意消毒隔离，防止交叉感染，注意气候变化，防止滥用抗生素。

（4）注重幼儿体质的维护和锻炼，保证各种维生素的均衡补充，从而提高幼儿的抗病力。平时应当加强户外活动，提高对自然环境的适应能力，提高机体抵抗力，避免感染各种疾病。

（5）避免孩子在生活中精神处于过度紧张或疲劳的状态。

四、小儿厌食症

小儿厌食症是指小儿较长时间内食欲不振，厌食甚或拒食的一种病症。该病的病程一般在2个月以上，多见于1~6岁小儿，城市儿童发病率较高。现已认识到体内锌的缺乏，可影响食欲的消化功能；家长过分溺爱和不正确的喂食态度，致使小儿情绪变化，影响中枢神经系统功能，从而使消化功能的调节失去平衡。另一方面，胃肠道疾病或全身器质性疾病，不良的饮食习惯，如高蛋白、高糖浓缩饮食，饭前吃糖，生活无规律；气候过热，温度过高，都会影响小儿神经调节功能及消化液的分泌，使食欲下降。

中医称厌食症为“纳呆”“恶食”等，其病机多因喂养不当，饮食失节，而致脾胃不健所引起。

手部按摩对本病有一定的疗效。

【有效穴位】

选择脾经、板门穴（图 4-61）。

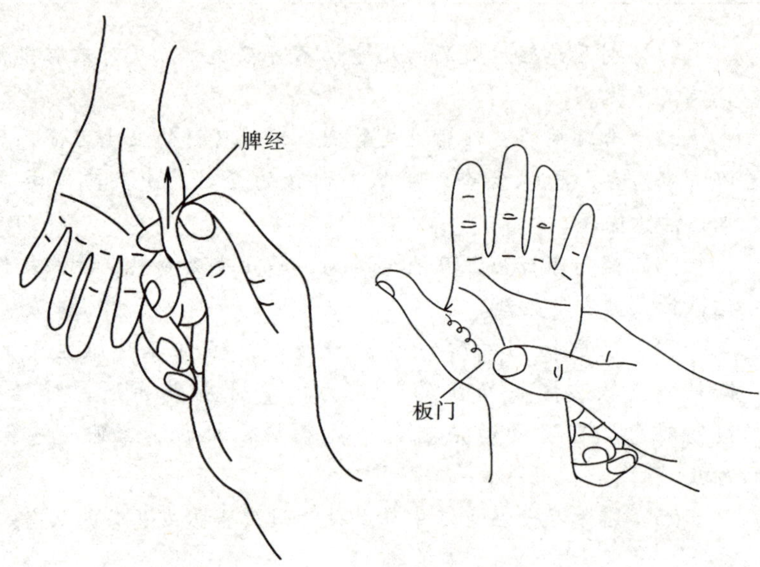

图 4-61　小儿厌食症有效穴位

【有效反射区】

按摩脾、胃、肾、腹腔神经丛等反射区（图 3-10、图 3-11）。

【按摩手法】

（1）取脾经，一只手握住患儿的手腕，另一只手的拇指指腹从患儿脾经开始沿其拇指外侧缘推揉至掌根部，每日数次，每次 100~200 次。

（2）取板门穴，用指端反复按揉，每日数次，每次 3~5 分钟。

（3）按摩脾、胃、肾、腹腔神经丛等反射区数次。

爱心贴士

(1) 饮食要规律，定时进餐，保证饮食卫生；平衡膳食，做到食物多样，营养全面；合理选择食谱，做到粗细调剂，荤素搭配，让孩子吃杂、吃全；节制零食和甜食，少喝高热量饮料。

(2) 为孩子树立起榜样，当孩子出现拒绝食用某种食物时，家长应耐心引导其试着接受此类食物，而不是一味迁就孩子的口味，以免使孩子养成挑食、偏食的习惯。

(3) 为孩子营造宽松舒适的进食环境，使孩子能够集中精力去进食，并保持心情舒畅，避免孩子在心情压抑的情况下进食。

(4) 当孩子突然改变环境和生活习惯时，家长应帮助其逐步适应新的环境和新的生活习惯。

(5) 生活要有规律，保证充足的睡眠，养成定时排便的习惯。

(6) 加强体育锻炼，促进胃肠蠕动功能，增进消化吸收功能。

五、流行性腮腺炎

流行性腮腺炎，俗称“痄腮”、“流腮”，是儿童和青少年中常见的呼吸道传染病，多见于4~15岁的儿童和青少年，亦可见于成人，好发于冬、春季，在学校、托儿所、幼儿园等儿童集中的地方易暴发流行，曾在我国多个地方发生大流行，成为严重危害儿童身体健康的重点疾病之一。本病由腮腺炎病毒所引起，该病毒主要侵犯腮腺，也可侵犯各种腺组织、神经系统及肝、肾、心脏、关节等几乎所有的器官。临床表现以腮部肿痛为特征，可伴乏力、头痛、四肢酸楚甚至咳嗽等症状。除腮腺肿痛外，还可引起脑膜脑炎、睾丸炎、胰腺炎、卵巢炎等疾病。

进行手部按摩可以起到良好的治疗效果。

【有效穴位】

选择少商、十宣、合谷等穴位（图4-62）。

【有效反射区】

按摩扁桃体、肺、肾、肾上腺、头颈淋巴结、胸腺淋巴结、生殖腺、输尿管、膀胱、气管、颈项等反射区（图3-10、图3-11）。

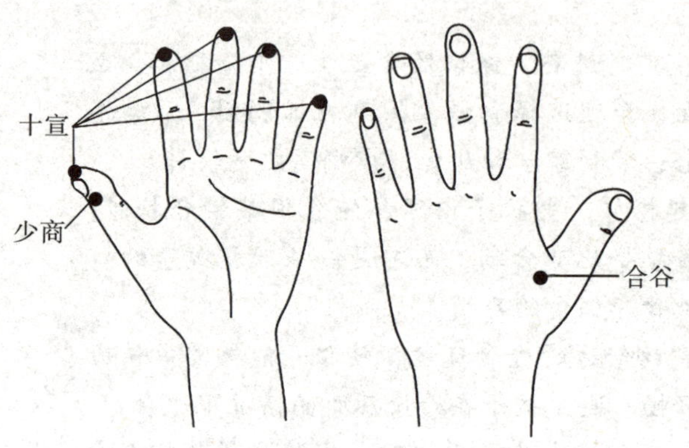

图 4-62 流行性腮腺炎有效穴位

【按摩手法】

（1）用拇指指甲掐按少商、十宣 50~100 次。

（2）点按合谷 50~100 次，力度适中。

（3）按揉扁桃体、肺、肾、肾上腺各 100~150 次。

（4）掐压头颈淋巴结、胸腺淋巴结各 50~100 次。

（5）揉搓生殖腺、输尿管、膀胱等反射区各 50~100 次，力度适中。

爱心贴士

（1）患者要与健康人隔离，居室要定时通风换气，保持空气流通。

（2）患者要注意休息，调节饮食。由于腮腺肿大可引起进食困难，因此要吃一些富有营养、易消化的半流食或软食，例如稀饭、面片汤和鸡蛋羹等。注意不要吃酸辣、过甜及干硬的食物，以免刺激唾液腺分泌，加重腮腺的肿痛。

（3）患者要注意口腔卫生，经常用温盐水或者复方硼砂液漱口，以清除口腔内的食物残渣，防止出现继发性细菌感染。

（4）患者如果发热超过 39℃，可以采用头部冷敷、温水擦浴等方法，或在医生的指导下服用退热镇痛药，例如阿司匹林、扑热息痛等，以缓解症状。

（5）男性患者如果出现睾丸肿大，并且伴有压痛感时，可以用冷水浸过的毛巾对局部进行冷敷，并且用丁字形布带将睾丸托起来，改善患者的局部症状。

（6）患者要注意保暖，谨防受凉感冒。

第十二节　其他疾病的手部按摩疗法

一、落枕

落枕也称失枕，是一种常见病，多因睡眠姿势不良，与枕头、睡眠姿势或睡眠时暴露肩关节等有密切关系，表现为睡起后一侧颈项部明显酸痛、强直，颈部活动受限。有时酸痛可扩散到肩部或背部，局部有压痛。本病好发于青壮年，冬春季多见。落枕症状轻者很快便会自行痊愈，重者则会延至数日。

进行包括手部按摩在内的功能锻炼，则能缓解疼痛，缩短病程。

【有效穴位】

选择列缺、内关、外关、养老、后溪、合谷、落枕（外劳宫）、止痛点等穴位（图 4-63）。

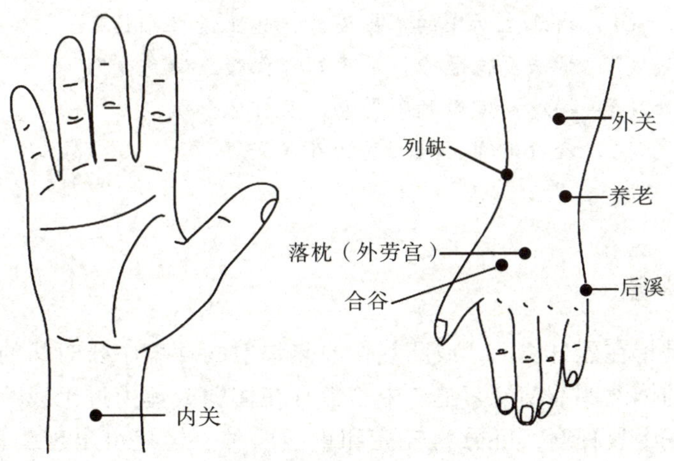

图 4-63　落枕有效穴位

【有效反射区】

按摩颈椎、颈项、斜方肌、颈肩、大脑、肾、头颈淋巴结、输尿管、膀胱等反射区，重点按摩颈椎、颈项、斜方肌、大脑等反射区（图 3-10、

图3-11）。

【按摩手法】

（1）揉按列缺、内关、外关、养老、后溪、合谷、止痛点等穴位，以疏通气血，促进恢复。

（2）重点按揉落枕穴（外劳宫），用力由轻到重，保持重按揉10~15分钟。按摩的同时，将头颈稍向前伸，再由前下方缓缓缩回，使下颌靠近胸骨上窝。保持颈部肌肉松弛，缓慢左右转动头部，幅度由小逐渐加大，并将颈部逐渐伸直到正常位置。

（3）点按颈肩后区3~5分钟，再以拇指按揉2~3分钟。以相同手法按摩颈椎、肩关节、颈肩前区等反射区。

（4）按摩颈椎、颈项、斜方肌、颈肩、大脑、肾、头颈淋巴结、输尿管、膀胱等反射区，重点按摩颈椎、颈项、斜方肌、大脑等反射区。

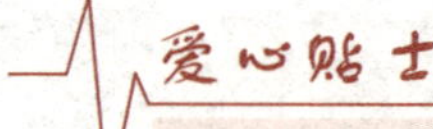

（1）纠正生活中的不良姿势，防止慢性损伤。

（2）枕头高低适中，注意颈部保暖，避免受寒。

（3）按摩后宜做颈项转动，动作宜和缓。

（4）治疗期间，应注意局部保暖。

二、中暑

中暑是指在烈日之下，或高热，或热辐射的环境中长时间的停留或工作所引起的体温调节功能紊乱。中暑常常在体弱或体力过于疲劳的情况下发生。根据中暑程度，可分为轻症和重症两种。轻症可出现头痛、头晕、胸闷、恶心、高热、烦躁不安、口渴、汗闭、全身疲乏和酸痛；重者除上述症状外，还可出现汗多、肢冷、面色苍白、心慌气短，甚至神志不清、昏迷、四肢抽搐、腓肠肌痉挛以及周围循环衰竭等现象。轻者应当立即到通风凉爽处休息，多喝含盐饮料，外擦清凉油在太阳穴，或服仁丹数粒，即可恢复。若是晕倒患者，也应当送到通风阴凉处，再进行相应的按摩疗法。

按摩手部可以镇静安神、疏通心络，起到缓解中暑的目的。

【有效穴位】

选择合谷、劳宫、鱼际、十宣、少商等穴位（图 4-64）。

【有效反射区】

按摩大脑、肾上腺、肾、心、肺、胸腺淋巴结、上身淋巴结、下身淋巴结、输尿管、膀胱、颈项、胸腔呼吸器官区、头颈淋巴结、喉、气管等反射区（图 3-10、图 3-11）。

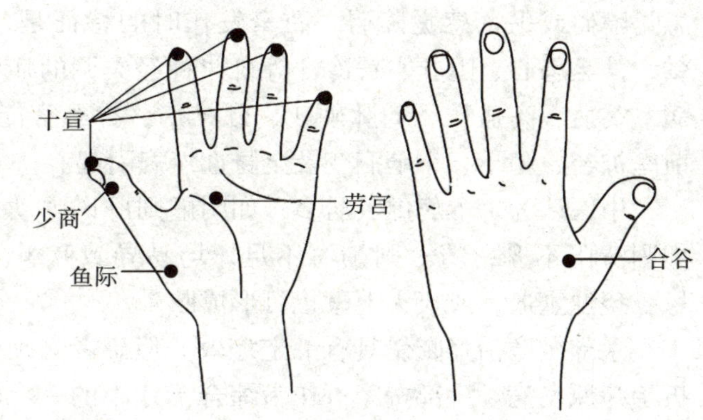

图 4-64　中暑有效穴位

【按摩手法】

（1）点按或拿捏合谷、劳宫、鱼际穴各 50~100 次。

（2）稍用力切压十宣、少商穴各 10~20 次。

（3）按揉或推按反射区各 100~150 次，重点按摩大脑、肾上腺、肾、心、肺、胸腺淋巴结、上身淋巴结、下身淋巴结等反射区。

爱心贴士

（1）中暑后应立即把患者转移至阴凉处或空调室中，并给予物理降温。

（2）重症者迅速降温，头部戴冰帽、颈两侧、腋下腹股沟大动脉附近放冰袋，静脉注射复方氯丙嗪。

（3）平时要做好防暑工作，在高温环境中工作时要多次饮淡盐凉开水，使体内保持水分。

（4）夏日避免太阳的直射，外出要打遮阳伞、戴太阳帽等。

（5）中暑患者应防治合并症控制感染。

三、眩晕

眩晕，通常称为头昏眼花，是一种常见的症状，是人体对空间的定向感觉障碍或平衡感觉障碍。眩晕发作时的特征是常常会感到天旋地转地晕，甚至恶心、呕吐、冒冷汗等自律神经失调的症状。最常见的是梅尼埃病、贫血、高血压、动脉硬化、颈椎病、神经官能症等。眩晕可由迷路、前庭神经、脑干、小脑病变及全身性疾病引起。

中医认为，本病虚者居多，如阴虚则肝风内动，血少则脑失所养，气虚则清阳不升，精亏则髓海不足，均易导致眩晕。另外，如肝阳上亢化风，痰浊壅遏，或痰火上蒙也可形成眩晕。

手部按摩治疗眩晕具有一定疗效。但患者必须配合医生查明原因，积极治疗原发病。手部按摩可作为综合治疗中的一个辅助方法。临床治疗表明，内耳性眩晕、迷路炎、晕动病、基底动脉供血不足和全身疾病引起的眩晕，运用手部按摩配合中药治疗，效果较好。

【有效穴位】

选择内关、阳谷、支正等穴位（图 4-65）。

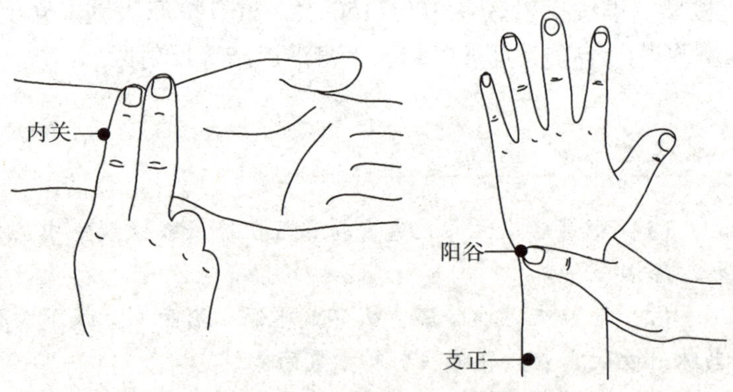

图 4-65　眩晕有效穴位

【有效反射区】

按摩垂体、小脑与脑干、大脑、颈项、内耳迷路、耳、眼、肝、肾、肾上腺、甲状腺、脾等反射区（图 3-10、图 3-11）。

【按摩手法】

（1）按揉或拿捏内关穴 200 次，阳谷穴、支正穴各 50 次。

（2）点按垂体、小脑与脑干、大脑、内耳迷路、耳、眼、肝、肾等反射区各 200 次。

（3）点按肾上腺、甲状腺、脾、颈项等反射区各 100 次。

（4）每天按摩 1 次，1 个月为 1 个疗程，可根据治疗情况持续 3~4 个疗程。

爱心贴士

（1）眩晕发作时，宜平卧闭目，需保持环境安静。眩晕反复发作者，不宜高空或水上作业。

（2）坐车或坐船前半小时，刺激手部反射区，尤其对胃反射区的按摩，可预防眩晕的发生。坐车船时，口内含生姜片可减轻症状。

（3）高血压者如突发眩晕，应考虑中风的先兆。

（4）在饮食方面，应多吃清淡的食物，少吃高脂肪、含盐量过高、甜食或非常油腻的食物，戒烟少酒。

（5）养成正常起居习惯，不要过于忧虑，保持良好的心态与愉悦乐观的心情，不要给自己添加很重的心理压力，避免精神刺激，避免劳累过度。

（6）进行适度体育锻炼，多参加一些简单的娱乐活动，以此转移注意力。

（7）定期测量血压，慎房事。

四、痔疮

痔疮是指肛门、直肠下端静脉曲张、静脉血液回流受阻所出现的青紫色、圆形或椭圆形包块状静脉团。便秘和妊娠是引起痔疮常见的原因。中医学认为，本病多因久坐、久立、负重远行或饮食失调、嗜食辛辣肥甘、泻痢日久、劳倦过度等导致气血运行不畅、络脉瘀阻、蕴生湿热而引发。

痔疮可分为内痔、外·痔和混合痔。内痔在齿状线以上，表面覆盖黏膜，多见间歇性大便出血和肛门肿物脱出，脱出物发生炎性反应时，出现疼痛；外痔在齿状线以下，表面覆盖皮肤，肛门缘皮肤隆起扩大、坠胀疼痛，伴有异物感，不易出血；内外痔连为一体的称为混合痔。

痔疮的主要症状除痔核外，还有肛门肿痛、瘙痒、出血等。痔疮出血颜色鲜红，不与粪便相混，长期的便血可引起贫血。因此，本病的防治非常重要。

手部按摩疗法预防痔疮有较好的疗效。治疗的主要原理是通过按摩一定的穴位，来促进患部的血液循环，消肿散结；同时增进胃肠蠕动，避免便秘的发生。对年老体弱者还能促进新陈代谢，增强机体的免疫功能。

【有效穴位】

按摩二白、合谷、二间、三间、中魁等穴位及止血点、便秘点。也可用香烟灸合谷，使用较强的刺激，以提高疗效（图 4-66）。

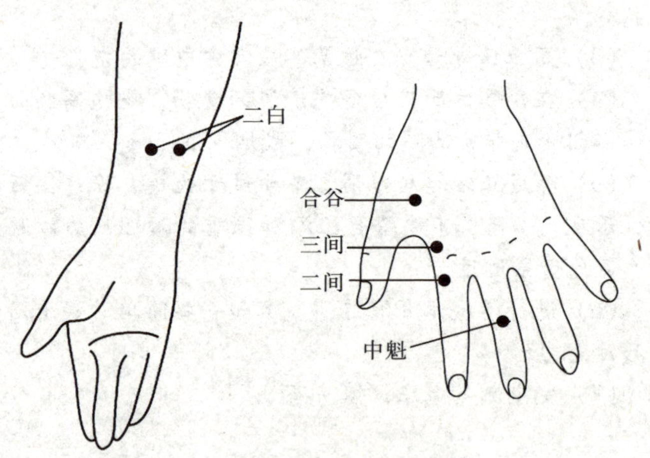

图 4-66　痔疮有效穴位

【有效反射区】

揉按肛门、直肠、输尿管、膀胱、肾、腰椎、骶骨、结肠等反射区，尤其是肛门、直肠、骶骨反射区（图 3-10、图 3-11）。

【按摩手法】

(1) 点按二白、合谷、二间、三间、中魁等穴位各 50~100 次，力度稍重，以产生酸痛感为宜。

(2) 推按反射区各 100 次。

每天按摩 1 次，持续 10 次为 1 疗程。

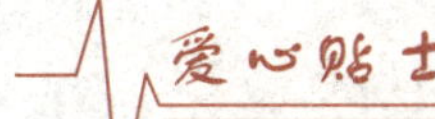

(1) 痔疮出血量大时，应选择适当方法（药物或手术）止血。

(2) 坚持每天早晚各 10 次收缩肛门运动，促进肛周血液循环。

(3) 养成良好的饮食习惯，多吃水果蔬菜，不食辛辣刺激的食物，忌烟酒。

(4) 避免长时间站立或久坐。

(5) 养成很好的排便习惯，保持大便通畅，防止便秘，保持肛门清洁。

五、贫血

贫血主要是指红细胞数量减少和血红蛋白含量降低。形成贫血的主要原因为造血功能不良、溶血性贫血、急慢性失血。贫血初起时并无明显临床表现，随着病情的进展，各种贫血症状可相继出现头晕、乏力、易倦、眼花、耳鸣、记忆力减退的症状。重者可见眩晕、昏厥、活动后心悸、气短、舌淡、食欲不振、恶心呕吐、面色苍白、毛发干燥、脱落等表现。

各种原因引起的贫血均属于中医“血虚”的范畴，病理变化涉及心、肝、脾、肾等，治疗应以补血益气为主。

手部按摩是治疗贫血较为有效的辅助方法，通过刺激相应的穴位，调整各脏腑的功能，尤其是脾胃生化气血的功能，从而达到益气补血的目的。

【有效穴位】

选择内关、神门等穴位（图 4-67）。

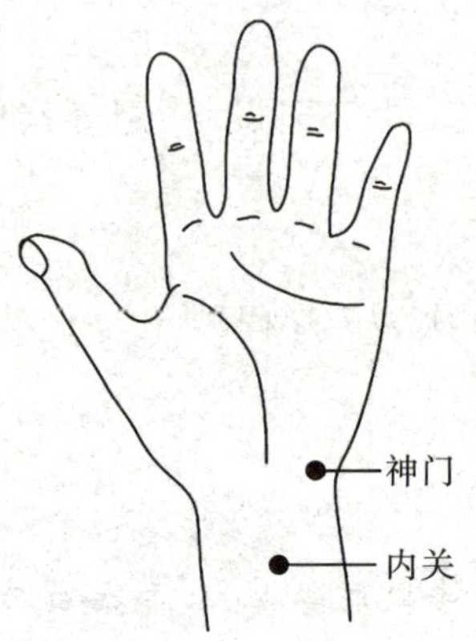

图 4-67　贫血有效穴位

【有效反射区】

按摩胃、肾、输尿管、膀胱、甲状腺、肺、心、十二指肠、肝、腹腔神经丛等反射区（图 3-10、图 3-11）。

【按摩手法】

（1）点揉内关、神门各 50~100 次，力度适中，以酸痛为宜。

（2）推压手心 50~100 次，力度稍重。

（3）点揉脾、胃等反射区各 50~100 次，力度以局部胀痛为宜。

（4）输尿管由上向下、十二指肠由下向上各推压 50~100 次，力度适中。

（5）刮压腹腔神经丛、大脑、垂体各 30~50 次，力度适中。

爱心贴士

（1）患者应当加强饮食营养，食物多样化，注意多吃一些含铁及蛋白质较多的食物，例如绿色蔬菜、精瘦肉、大豆、动物肝等。忌食辛辣刺激、生冷不易消化的食物，严禁暴饮暴食，忌酒烟。

（2）生活起居要有规律，注意身体保暖。

（3）劳逸结合，进行适当的体育活动。

六、不孕

不孕是指有正常的性生活，未采用避孕措施而未妊娠的病症。其中，婚后从未受孕者为原发不孕；曾有过妊娠而隔 2 年未再受孕者为继发不孕；无治疗成功希望的属于绝对不孕，其余均属于相对不孕。不孕症的原因十分复杂，就女方而言，主要是排卵障碍、输卵管炎及子宫内膜异位症等；就男方而言，主要因素为精液异常和输出障碍。除不孕外，其伴随症状因原因而异。排卵功能障碍所致者，伴月经紊乱、闭经等；输卵管炎所致者，伴下腹痛、白带多；子宫内膜异位症所致者，伴痛经、月经量增多或经期延长；宫腔粘连所致者，伴周期性下腹痛而闭经，或月经量少；免疫因素所至者，往往无伴随症状。

中医学认为不孕与肾的关系最为密切，并与冲任、胞宫的功能失调或脏腑气血不和，影响胞脉功能有关。

手部按摩能补肾益肾，调和冲任，增强胞宫的功能，并能调和脏腑气血，从而使胞宫恢复正常的功能。

【有效穴位】

选择内关、神门、合谷、支沟等穴位（图 4-68）。

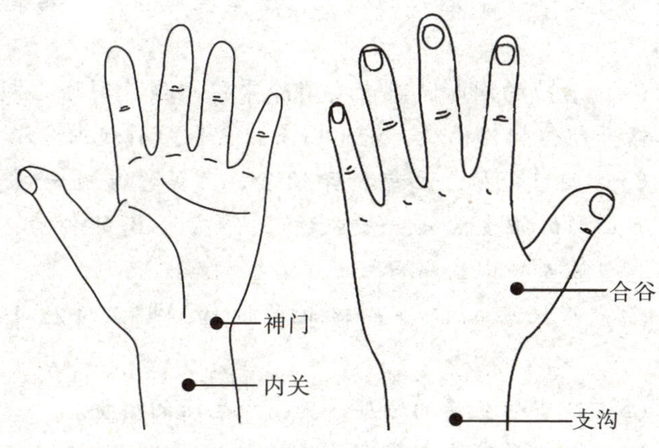

图 4-68 不孕有效穴位

【有效反射区】

按摩卵巢、阴道、子宫、腹股沟、大脑、垂体、甲状腺、甲状旁腺、肾上腺、肾、肝、胆、脾、胃等反射区（图 3-10、图 3-11）。

【按摩手法】

（1）按揉内关、神门、合谷、支沟等穴各 100 次，按摩刺激力度适中，以得气为度。

（2）按揉或点揉卵巢、阴道、子宫、腹股沟等反射区（A 组）各 300 次。肾、肝、胆、脾、胃等反射区（B 组）各 200 次，证属中医肾虚者，重点按摩刺激肾反射区；属肝郁者，重点按摩刺激肝、胆反射区；属痰湿者，重点按摩刺激脾、胃反射区。此外，点揉或按揉大脑、垂体、甲状腺、甲状旁腺、肾上腺等反射区（C 组）各 100 次。在具体操作过程中可 A 组与 B 组，或 A 组与 C 组隔日交替进行。

每天按摩 1 次，3 个月为 1 个疗程。结合全身按摩效果会更好。

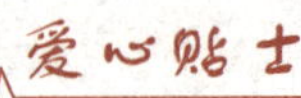

（1）手部按摩主要用于原因不明或属于可调治范围的不孕症，对于一些有明显器质性病变者，需配合手术及药物治疗。但也要相应减少手术治疗的情况，避免生殖系统各器官因此受到影响。

（2）治疗的同时，患者要消除紧张心理，解除思想负担。保持心情开朗，积极乐观，避免因情绪紧张而引起内分泌失调。

（3）调整营养，注重科学饮食，可适量多吃一些富含蛋白质、胆固醇的维生素 A、维生素 E、维生素 B_6 的食物，并可服用一些强肾养血的中药和食品。戒除烟酒。

（4）在治疗的同时加强身体锻炼，提高身体素质，劳逸结合。

（5）减少性生活的频度，提高性生活的质量。

（6）积极治疗生殖器官的疾病。